薬で病気は治らない

薬を使わない薬剤師が実践する27の健康法

宇多川久美子

PHP文庫

○本表紙図柄＝ロゼッタ・ストーン（大英博物館蔵）
○本表紙デザイン＋紋章＝上田晃郷

はじめに

私はいま、「薬を使わない薬剤師」として活動しています。そうお話すると、「薬を使わずに、どうやって病気を治すの?」とよく質問されます。多くの方は、「薬を飲めば病気が治る」と信じていらっしゃるようです。でも、ほんとうにそうでしょうか?

確かに、20世紀最大の発見と言われた抗生物質が発見されたことで、多くの命が助かりました。公衆衛生の向上もあり、抗生物質を使うことで感染症の患者さんは著しく減少しました。

しかし、新しい抗生物質が次々世に出ても、病気になる人の数も処方される薬の数もどんどん増え続けています。

つまり、一昔前とは病気の質が変わってしまったということではないでしょうか。以前は人から人へうつる感染症が主流だったのに、現在では自分自身が自らつくる生活習慣病が主流となっているのです。

かつて、白衣を着ていた私は、生活習慣病と診断された患者さんに「このお薬とは一生のおつき合いになりますからね。しっかり続けていきましょうね。自己判断で飲むのをやめたりしないでくださいね」と言って薬を渡していました。患者さんも「先生にもそう言われたわ。末永くよろしくね」と笑顔で応えてくれていました。

でも、「一生のおつき合い」ということは、お渡しした薬は病気を治すものではなく、「症状をおさえるだけのもの」ということ。つまり、「薬を飲むことで症状は抑えられるけれど、病気が治るわけではないので、治ったと思って薬を飲むのをやめてしまえば、また症状が出てしまいますよ。一生薬を飲み続けて、症状を抑え続けましょうね」と言っているようなものです。

生活習慣病は「生活習慣の乱れ」が原因で起こる疾患です。仮に薬で血糖値や血圧を下げたとしても、原因が消えてなくなったわけではありませんよね。ということは、生活習慣そのものを見直さなくては、完全に治ることはないのです。当然、薬も飲み続けなければなりません。

世界中のどの国よりも薬があふれている日本。テレビでもさわやかな印象さえ与える薬のＣＭがたくさん流れています。軽い気持ちで、ちょっと胃がもたれたらすぐ薬、鼻がグズグズすればすぐ薬という方も多いのではないでしょうか。

でも、覚えておいてください。薬とは「合成化合物の王様」です。そして「薬を飲む」とは、多かれ少なかれ、身体に「異物」を入れることであり、本来は、感染症や緊急を要する急性の症状を抑えるためのものなのです。

「医聖」と呼ばれる古代ギリシャの医師・ヒポクラテスは、こう記しています。

「人間は、生まれながらにして自らのうちに『１００人の名医』を持っている。われわれ医師が行うべきは、これら名医の手助けである」

ここでいう「１００人の名医」とは、人間が持つ自然治癒力や免疫力のこと。本来、医療従事者の務めは、これらの力が最大限に働くよう手助けをすることだと思うのです。

しかし、実際はどうでしょう。自身の100人の名医の存在にも気づかず、薬を飲みさえすれば病気が治るという「薬信仰」と、病院に行って医師の言うことを聞いていれば健康になれるという「病院教」にとらわれてしまっているのではないでしょうか。

患者さんにしてみれば、「お医者さまは絶対に逆らえない偉い人」です。「今日は、先生が久しぶりに身体を触ってくれたよ」と嬉しそうに話すおばあちゃん。いつも医師が見るのはパソコン画面が9割で、診断基準は検査データのみ。別の不調の訴えがあれば、患者さんの顔色を見ることもなく「では検査しましょう」と言うだけです。

極端な例だと思われるかもしれませんが、こんな医療現場も現実に存在します。

もちろん、医師への感謝の気持ちを持ち、尊敬することはとてもすばらしいことです。でも、自分に対して行われている医療行為に何の疑問も持たず、大量の薬を「こんなに飲んだら、おなかいっぱいでご飯が食べられないよ」と、お土産でもらったかのように持ち帰る姿は、まさに「病院教」の熱心な信者さんそのものではないでしょうか。

本書では、20年間、医療現場で見てきた真実、薬と免疫力の関係、副作用などのお話をしたうえで、私が実践している免疫力を高める27の習慣を解説していきます。

この本を手に取っていただいたことをきっかけに、ひとりでも多くの方が「薬信仰」「病院教」から解放され、ご自身の中の名医に気付いてくださることを心から願っています。

薬で病気は治らない　目次

第2章 知っておきたい薬と医療の世界
――「データ」が新たな病人をつくっていく

第3章　薬に頼らず健康に暮らす27の習慣

第1章

薬剤師として働いてわかったこと

――慢性病は薬では治せない

なぜ私は薬を使わない薬剤師になったのか

以前私が調剤を担当した増田さんは、50歳ではじめて市の健診を受けたそうです。最高血圧が160あり、要再検査となったので内科を受診され、血圧の薬を飲みはじめました。

「いままで何ともなかったから、血圧が高いなんて思ってなかったよ。いきなり薬が出てさ、これから毎朝飲まなきゃな」

それから2週間が経ち、同じ薬を処方された増田さんは「いやあ。参ったよ。この薬飲むと午前中だるくてさ。昼からはなんとか調子がでるんだけど。朝起きるのも辛いよ」と言いました。

血圧は130に下がり、先生にはこの調子でしっかり飲むよう言われたそうです。

「先生には午前中だるいことを伝えなかったのですか」と質問すると「うまくコ

ントロールできてるから、この調子でしっかり飲んで！　なんて言われたら、言えなくなっちゃったよ。ここだけの話にしておいてよ」

増田さんに限らず、いまの状態を医師に伝えられないケースはよくありました。

第2章で健診について触れますが、増田さんにとっては160の血圧がちょうどよかったのかもしれません。薬で無理やり基準値まで下げる必要があったのでしょうか。

岩崎さんは骨粗しょう症の薬を飲みはじめました。朝多めの水で服用し、30分間は横になってはいけないという薬です。

半年過ぎて岩崎さんに状態をお聞きしたら「骨密度は上がってないんだけど、まだ飲みはじめて半年しか経っていない。これから結果が出てくるからやめずに続けるように」と先生から言われたとのこと。2年が経過したときは「それがね、骨密度少し下がっちゃったの。でも先生は飲まなかったらもっと下がってたって。飲んでるおかげで、これくらいで済んでるみたいなの。だからこれからも飲まなきゃ！」と笑顔で答えてくれました。

2年飲んで結果がでない薬を続ける必要があったのでしょうか。

佐々木さんは睡眠導入剤を服用していました。はじめは寝つきが悪いということでしたが、夜中何度も目を覚ますということで別の睡眠剤も出されるようになりました。

そのころから、佐々木さんはこちらを見てくれなくなりました。はじめのころは目と目を合わせてお話ができたのに、目の焦点が定まらない感じです。それから1日3回の精神安定剤も処方されるようになりました。そしてうつ治療薬が2種類追加されました。どんどん薬が増えていく処方箋。

でも、これは佐々木さんに限ったことではありませんでした。私は薬が増えるにつれて表情がなくなる患者さんをたくさん見てきました。

姉に教えられた命の大切さ

私が、高校を卒業した後、薬科大学に進み、薬剤師への道を選んだ大きな理由のひとつに、姉の存在がありました。

私は4人きょうだいの末っ子ですが、一番上の兄とその下の姉は病気で亡くなってしまいましたから、実質的には、子どものころから病気がちだった4歳年上の姉と、姉妹2人で育つこととなりました。でも、その姉が小学生のときにリウマチ熱という、高熱がずっと続く病気になってしまったのです。

その当時は何の病気か診断もつかず、治療法もわからなかったそうです。そして、それが原因で、心臓にある弁に障害が起きる心臓弁膜症になり、体育の授業は見学しなければならないなど、制約された生活を送るようになったばかりか、ほかにもいろいろと障害が出るようになり、入退院を繰り返すようになりました。

両親にしてみれば、上の2人を病気で亡くしているのですから、どんなことがあっても姉の命を救いたいと思ったことでしょう。当然、母は姉の看病にかかりきりになりました。

そのせいもあって、私は小さいころからすごく自立していたような気がします。何でも自分でやったし、親の気持ちや大人の気持ちをいつも読み取って、「親に心配をかけちゃいけない」とか「いつも笑顔でいなきゃいけない」と考えるような、どこか、ませた子どもでした。

経済的にはある程度、恵まれていたと思います。でも子ども心にどこか寂しさを感じていましたし、よく1人で父母の帰りを待ちながら、「命って何だろう」「健康ってどういうものなんだろう」などと考えていたものです。

一方、そんな姉に教えられたことも少なくありませんでした。

私が小学校6年生のときのことです。ひさしぶりに自宅で過ごしていた姉が、私のためにインスタントラーメンをつくってくれました。そのインスタントラーメンには、ニンジンがたくさん入っていました。

でも、私はニンジンが大の苦手……入院生活の長い姉は、そのことを知らなかったのだと思います。

一瞬、迷いました。

「ニンジン、私、嫌い」と言っちゃおうかと――。

でも、姉が私のために食事をつくってくれたのははじめてのことでした。それがとてもうれしかったので、とても「ニンジン、嫌い」なんて言えませんでした。

そしてそのとき、私の口をついて出た言葉は「ありがとう」でした。

「せっかくお姉ちゃんがつくってくれたのだから、おいしそうに食べなくちゃ」と覚悟を決めて、ひと口目を食べてみると、なんと、そのラーメンがとてもおいしかったのです。

そのとき、私は子ども心に思いました。

ああ、「ありがとう」という思いを持って食べれば、嫌いなものでさえおいしく感じられるんだなと――。

それまでの私は、食べられるもののほうが少ないほどのひどい偏食で、身体もすごく小柄でした。でも、その日を境に、私には食べられないものが一切なくなりました。何でも食べられるという自信がついたのです。そして、この体験が、私がみなさんにお伝えしている、感じて食べる「感食」につながっています（第3章習慣⑰参照）。

学者として一家を支えてくれた父、いつもほがらかな母、病気と闘いながらも周囲を気づかうやさしい姉の一家4人で食卓を囲む喜びをかみしめながら、私はいつしか、「命とは唯一無二のもので、お金では買えない、かけがえのないもの。そのかけがえのない命をはぐくむために健康がある」と思うようになっていきました。

そんな私が健康に深くかかわる仕事である薬剤師を目指したのは、ある意味、自然なことだったといえるかもしれません。

医学が進歩しているのに、なぜ患者が増え続けるのか？

薬科大学での4年間はあっという間に過ぎ、卒業後も大学に残り、5年間の研究生活を過ごすことになりました。

とにかく、ほんとうに患者さんのために役立てる一人前の薬剤師になりたいという一心で、自宅と研究室を行き来する毎日が続きましたが、その時期はまだ、患者さんとダイレクトに接するわけではありませんから、なかなか患者さんのために働いているという実感はありませんでした。

でも、28歳で実際に現場の薬剤師として、病院の薬局窓口で患者さんと接するようになると、私の気持ちは大きく変わりました。

患者さんから、「お薬、すごく効いたよ」「すっきり治った。ありがとね」と言ってもらえたときには、とてもうれしかったし、ほんとうにいい仕事に就けたと心から思いました。

しかし、そんな私が薬剤師としての経験を積んでいくうちに、ある大きな疑問を持つようになっていったのです。

医学は日々進歩しているはずです。毎年、たくさんの新薬が承認され、すぐれた医療技術が次々と世の中に出てきます。ほんとうなら、病気が治って健康になる人がどんどん増えていくのが当然でしょう。

私自身も、担当医の指示のままに、「これは、新しく発売された、とってもよく効くお薬ですよ。副作用も少ないといわれています」と、患者さんにどんどん新薬を出していました。

もちろん、新薬が出るたびに、それがどんなによい薬なのかは、製薬会社の勉強会に出席したり、資料を読んだりして勉強もしていましたし、その薬を飲むことで、みんなが健康を取り戻せると信じていたのです。

ところが、病気を抱える患者さんの数も医療費も増加の一途をたどるばかり、1人ひとりの患者さんが飲む薬の種類や量も、年を追うごとに増えていく一方だったのです。

医学が進歩すればするほど患者が増え、薬漬けになっていく……目の前に立ちはだかる矛盾は、薬剤師である私にとって、徐々に無視できない大きな問題となっていきました。

「メタボ検診」で薬を飲まされる人が一気に増えた

そんな中、2000年に、厚生省（現・厚生労働省）が、「健康日本21（21世紀における国民健康づくり運動）」というプロジェクトをスタートさせました。

「生活習慣病を予防するために生活習慣を改善しましょう」という運動です。みんなが生活習慣を改善して健康になれば、増大していく医療費を抑えることができるだろう、というわけです。

昭和30年代には、がんや脳卒中、心臓病などは、働き盛りの人たちに多い疾患であり、加齢と共にそのリスクが高まるとして、「成人病」と呼ばれていました。

しかし、近年になって成人病は長年の生活習慣が大きく影響していることが判明し、さらに、生活習慣の激変によって、成人していない子どもも糖尿病を発症するケースが増えてきました。

このため、1997年ごろから、「加齢によってかかるのではなく、生活習慣の改善によって予防できる疾患」として「成人病」の呼び方を「生活習慣病」へと置き換えるようになり、その呼び方が定着してきました。

そんな流れの中で登場したのが、いまではすっかりおなじみになった「メタボリックシンドローム（内臓脂肪症候群・代謝症候群）」という病名と「メタボ検診（特定健診・特定保健指導）」でした。

メタボリックシンドロームは、それ自体、命にかかわるものではありません。

内臓脂肪をため込むことで、高血糖、脂質異常、高血圧が引き起こされ、それらが重複した場合に命にかかわる病気を招くことになります。

つまり、深刻な事態になる前に食生活や運動習慣などの日常生活を改善すれば、いろいろな病気を予防できるというわけです。

そして厚生労働省は、２００８年４月から、40歳から74歳までの公的医療保険加入者全員を対象としたメタボ検診をスタートさせました。

でも、このメタボ検診が問題だったのです。

メタボ検診では、ウエスト周囲径が、男性なら85㎝以上、女性なら90㎝以上の人を「要注意」とみなします。

「健康日本21」が定めたメタボ検診の本来の目的は、「その段階で栄養士や看護師が、栄養指導や生活指導をしっかり行なうことで、予備群の人たちがほんとうの病気にならないようにすること」でした。

そのために、メタボ率が下がらないときには、国民健康保険を運営する自治体や各健康保険組合にペナルティー（保険料負担額のアップ）が課されることにもなり、自治体や健康保険組合も、専門家による栄養指導や生活指導に力を入れる方向性を打ち出しました。

実際、メタボ検診で「要経過観察」や「再検査」といった判定が出て、栄養指導や生活指導を受けたことがある人も多いはずです。

その発想自体は非常にいいものだったと思います。

なにしろ、検診で発見された予備群の人たちが、それを機会に自分の生活を見直すことで、健康的な食生活と運動の習慣を身につけてくれれば、高血糖、脂質異常、高血圧といった病気を防ぐことができ、薬を服用することもなく、健やかな日々を送れることになるのですから……。

だからこそ私も、「これで高血糖や高血圧で薬を服用する人が大幅に減るに違いない」とおおいに期待していたのです。

ところが残念なことに結果はまったく逆になってしまいました。メタボ検診が義務化されたのをきっかけに、薬を服用する患者さんが一気に増えていくことになってしまったのです。

数字のマジックで「病人」が激増する

なぜ、そんなことになったのでしょうか。

その理由のひとつに、メタボリックシンドロームの診断基準が「数値」として決められたことがあげられます。数値が決められたことで、「数字のマジック」が生じることになったのです。

メタボ検診を実施するにあたっては、根拠なく「あなたはメタボです」と診断するわけにはいきませんから、まず一定の数値基準を決めることが必要でした。

ただし、その数値の決定にあたっては、前述したように、メタボ検診の本来の目的はあくまで予備群の発見にあり、その予備群を栄養指導や生活指導で健康体に戻すことでしたから、かなり幅をとることになりました。

つまり、注意を喚起しなければならない人を見逃さないようにするために、多少低い数値でも、「要経過観察」や「再検査」といった判定が出るように設定されてしまったのです。

その結果、メタボリックシンドロームの診断基準は次のように決められました。

腹囲（へそ周り）が男性で85㎝、女性で90㎝以上を「要注意」とし、その中で、①脂質異常（中性脂肪値150㎎／dl以上、またはHDLコレステロール値40㎎／dl未満）、②高血圧（最高血圧130㎜Hg以上、または最低血圧85㎜Hg以上）、③高血糖（空腹時血糖値110㎎／dl以上）の、3項目のうち2つ以上に該当する場合

そして、このように厳しく設定した数値が示されることで、それまで健康とされていた人が病人と診断されるケースが急増してしまったのです。

たとえば男性の場合、腹囲が85㎝以上で「要注意」とされ、血圧が130㎜Hg以上あれば「メタボ予備群」、さらに空腹時血糖値が110㎎／dlあれば、たちまち「メタボリックシンドローム」という〝病気〟だと診断されることになりました。

ある程度の年齢になれば、ほとんどの人はウエストまわりに肉がついてくるものです。男性で85㎝を超える人は決して珍しくありません。

また、この腹囲は身長が高かろうが低かろうが関係なく適用されますが、大柄な人なら腹囲がある程度あっても不思議ではないはずですし、「腹囲の正しい測り方は、ヘソの高さで巻尺を水平に巻く」とされているものの、へその位置は人によってかなり違います。それにもかかわらず、一律85㎝という数値が決められているのです。

さらにいえば問題となるのは内臓脂肪ですが、外からでは皮下脂肪か内臓脂肪かもわかりません。

ところがメタボ検診がスタートして以降、腹囲85㎝超の男性と90㎝超の女性はとたんに〝不健康〟であるとされ、それに加えて、たとえば血圧が130〜140を超えたりしようものなら、血圧の薬が処方されるようになってしまいました。

「メタボ予備群の場合、ダイエット（内臓脂肪減量）や、糖尿病・高脂血症・高血圧症などに対する積極的な治療により、メタボリックシンドロームの予防になり、生活習慣病のリスクを下げる」とされているので、すぐに「薬」となってしまいます。そして、その瞬間から、薬と切っても切れない関係になってしまう……つまり、メタボリックシンドロームの診断基準が数字として決められた結果、患者数が急増し、医療費もますます増大していくことになってしまったわけです。それはまさに数字のマジックといってもいい現象でした。

薬で数値が下がったのは「治癒」ではない

何度も書いてきましたが、メタボ検診の本来の目的を考えれば、投薬に踏み切る前に、栄養指導や生活指導などがしっかり行なわれるべきで、実際、メタボ検診で、「要経過観察」や「再検査」と判定された人に対する有益な指導も実施されています。

ところが、看護師や栄養士がどんなに熱心に指導しても、大多数の人は、なかなか自分の健康と結びつけて考えることができず、ピンとこないことが多いようです。

たとえば、血圧が200を超えて倒れてしまい、救急車で運ばれるなどの特別な経験をした人は、「これはいけない。アルコールを控えなければ」などと生活習慣を改めようと努力するでしょう。

ところが、「メタボ予備群だから」と注意を促されても、自覚症状がないことがほとんどですから、いくら「しっかり生活習慣を改めましょう」と注意されても、なかなかそこまでの強い気持ちを持つことができない——つまり、自覚できないのです。

それでも、日本人は何かあれば、とりあえず病院にという意識が強いので、メタボ検診で「要経過観察」や「再検査」と判定された人の多くは、病院に足を運びます。そして、その段階ですぐに薬の服用を開始する人がかなりの数にのぼるのです。

病院での栄養指導や生活指導には、診療報酬点数がほとんどつきません。そのため、多くの医師は、メタボ検診の結果を見ながら「生活習慣を改めてくださいね」とか、「毎日、歩くといいですよ」「少しやせないとまずいですよ」などと助言はするものの、「とりあえず、軽い薬を出して様子を見ましょう」と薬を処方してしまうのです。それは私たち薬剤師でも同じでした。

現場で、1人ひとりにきちんと薬の説明をしたり、日常生活で注意すべきことをお話ししたいと思っても、それでは大勢の患者さんを長時間待たせて、迷惑をかけることになってしまいます。まして、医師が処方した薬について、あれこれ言えるはずもありません。

白衣を着た薬剤師として患者さんの前に立つ限り、「こんなにたくさんの薬を一度に飲んでも大丈夫だろうか……」と不安に思いながらも、自分の思いとは裏腹に、「飲み忘れのないよう、しっかり飲んでください」と言わなければなりませんでした。

それに加えて、患者さん側の問題も浮き彫りになってきました。

薬を出してもらったことで安心してしまい、日常生活の見直しまでしてくれる人は、ほんとうに残念なことですが、極めて少数派なのです。

もし検診で、何らかの病気が発見され、すぐに治療が必要とされるほどの検査結果が出たのなら、薬を服用することも必要です。

でも、薬を飲むだけでは意味がありません。薬を飲んでとりあえず数値を下げつつ、根本的な治療を行なわなければ、健康を取り戻すことはできません。

とくに生活習慣病については、薬はあくまで対症的なものにすぎず、生活習慣を改めなければ、根本的な問題はまったく解消されません。

ところが、多くの人は、病院でもらった薬を飲んでさえいれば、必ず健康になれると思い込んでいるのです。まるで「病院教」「薬信仰」の信者そのものです。

その結果、生活習慣を見直して、薬を服用せずにすむ健康な人が増えるどころか、逆にメタボ検診をきっかけに、病院で薬を処方され、服用を開始する〝病人〟が急増していくことになってしまったのです。

しかも、薬は飲んでも生活習慣は変えないのですから、病状は悪い方向にジワジワと進行していきます。それなのにみんな「メタボ検診で引っかかっちゃった」と言って、軽い気持ちで薬を飲みはじめ、「数値が上がった、下がった」と一喜一憂しているのが現状なのです。

私はそれが残念でなりません。そこでしっかり考えてほしいのです。

繰り返しますが、生活習慣病はその人の食生活をはじめとする生活習慣が原因で起きる病気です。たとえば、伝染病なら薬を服用して、病原菌をやっつければ治ります。でも、生活習慣病は、自分の生活習慣を見直して、いけない部分を改善しなければ、治ることはありません。

つまり、薬を服用して数値が下がったからといって健康になったわけではなく、危うい状況に〝ふた〟をしているだけのことなのです。

さらに問題なのは、最初は弱い薬で効果があってもそのうち効かなくなり、薬の量が増えたり、より強い薬を服用しなければならなくなる危険性が高いということです。

医師から「薬をもう1種類増やすと相乗効果でよく効きますよ」と言われて服用すると、確かに数値は下がります。すると患者さんは「ああ、2つ飲んだらよくなった」と喜びます。

しかしそうなると、言葉は悪いけれども、あなたは医師にとって一生のお客さま……エンドレスの関係が続くことになってしまうのです。

「かっけ」と「征露丸」——権威が生んだ悲劇

話はちょっと横道にそれてしまいますが、歴史を振り返って、「かっけ」と「正露丸」の話をしておきたいと思います。この中で触れる問題点は、現在の日本の医療の問題点に相通ずる部分があるからです。

「かっけ」という病気そのものの存在は、『日本書紀』や『続日本紀』にも書き残されていますが、平安時代以降、とくに貴族などの上層階級を中心に発生。さらに江戸時代になると、江戸の地を中心に庶民の間にも見られるようになっていきました。

もともと江戸に住んでいた者はもちろん、参勤交代で江戸に来ていた武士の中からも下肢のむくみやしびれなどを訴える者が続出したのですが、不思議なことに、国元（くにもと）に帰ると症状が消えてしまいました。そのため、かっけは「江戸わずらい」とも呼ばれていました。

いまなら、その理由はわかります。江戸では玄米に代わって白米を食べる習慣が広まったため、多くの人々がビタミンB_1不足となっていたのです。

当時も、あくまで経験的な知恵としてですが、一部でそばや麦飯や小豆を食べると「江戸わずらい」が快方に向かうことも知られていたようです。しかし、それが広く知られることもないままに、かっけによる死者は、明治時代には年間1万人にものぼるようになっていきました。

この原因不明の病に取り組んだのが軍隊でした。なにしろ、日清戦争（1894〜1895年）のとき、かっけで死亡した兵士の数はチフスによる死者を超えており、大問題となっていたからです。

陸軍幹部は、ドイツ医学を学んできた森林太郎（森鷗外）ら、エリート軍医に対策を命じます。彼らは、1903年に、陸軍軍医学校教官の戸塚機知によって、クレオソート剤がチフス菌に抑制効果を示すことが発見されたこともあって、「かっけは未知の病原菌によって引き起こされる伝染病であり、チフスと同じように薬で治せるはずだ」と考えました。そのため陸軍は、日露戦争（1904〜1905年）に行く兵士にクレオソート剤を大量に配布し、連日服用させることにしました。このクレオソート剤がいまも民間薬としておなじみの「正露丸」です。

とはいえ、特異な臭いを放つ、得体の知れない丸薬は敬遠されて、なかなか指示通りには飲んでもらえません。そこで軍部は、クレオソート剤を、ロシアを征する薬として「征露丸」と名づけ、その服薬を「陛下ノゴ希望ニヨリ」と明治天皇の名を借りて奨励することにしました。「陛下のお望みとあらば……」と、陸軍兵士は、その丸薬をありがたく、しっかり服用するようになりました。

こうして、服薬コンプライアンス（薬を薬剤規定通りに飲むこと）は著しく向上し、下痢や腹痛により戦線を離脱する兵士は激減したといわれています。しかし、当然のことながら、期待したかっけに対する効果はいっこうに表れませんでした。それにもかかわらず、陸軍は、戦意高揚を重視して、玄米から栄養豊富な胚芽や表皮を取り除いた白米中心の美食（当時としては）にこだわり続け、結果的に、日露戦争では、全兵士のおよそ3人に1人に相当する21万人がかっけに倒れ、２万８０００人が死亡することになってしまったのです。

一方、海軍では少々事情が異なりました。１８８０年に、５年間のイギリス留学を経て海軍の軍医となった高木兼寛（かねひろ）は、当初、かっけ患者のあまりの多さに驚きました。陸軍同様、かっけに倒れる兵士が相次いでいたのです。

しかし、その発病の状況を調べた高木は「海外の港に寄港しているときはかっけの発生は皆無で、航海中に患者が急増する」「水兵の食事は白米のみで副食がほとんどない」などから、「かっけの原因は細菌ではなく、食事に原因があるのではないか」と考えました。彼がそう考えたのは、留学していたイギリスではハーブなどを用いた自然医学が盛んで、死病といわれていた「壊血病」（ビタミンC欠乏症）がライムを食べることで予防できることを体験していたからです。

高木は、それまで士気を上げるために提供されていた白米を麦飯や雑穀に変更し、肉や魚もとるよう指示しました。すると、海軍におけるかっけの患者数が劇的に減っていったのです。

1882年にかっけ患者1929人、死者51人を出していた海軍は、3年後には患者41人、死者0人になりました。

しかし、その事実は広く知られることもないままでした。一方「征露丸」の下痢止め作用や腹痛や歯痛止めの効果は、帰還した陸軍の軍人たちによって広く伝えられ、戦勝ムードの中で日本独自の国民薬として普及していったのです。

それにしても、なぜ、高木の食事原因説（つまり栄養不足説）が広まらなかったのでしょうか。

その背景には、当時はまだ、ビタミンそのものが発見されていなかったということがあります。しかし私は、それ以上に「権威主義」という問題があったと思います。

ドイツ医学の流れをくむ帝国大学医学部の卒業生が軍医になっている陸軍は、「薩摩藩の田舎医師で、イギリス医学を学んだ高木の説など認めるに値せず」とばかりに、彼の説を無視し続けたのです。当時、世界で最も進んでいるといわれていたドイツ医学を学んできたというプライドが、高木説を認めることを許さなかったのでしょう。

日清戦争での陸軍の戦死者は1270人で、かっけによる死者は実にその3倍の約4000人もいたのに対し、海軍のかっけによる死者はたった1人でした。陸軍はこのような悲劇を経験しても、「かっけは食事が原因である」という説を認めませんでした。

そして、日露戦争でも、陸軍の戦死者は4万7000人、かっけを発病した兵士は約21万人、かっけによる死者は約2万8000人にものぼったのに対し、海軍では死者どころか、かっけの発病者すらいなかったという結果になりました。

日露戦争中の1905年3月、日本政府はやっと事の重大さに気づき、陸軍の兵士にも麦飯を支給するようになりましたが、このような「現実を無視した権威主義」がもたらした悲劇は過去のことだけではありません。

医学や科学が進歩しているのにいっこうに死者や患者が減らない現代の病気の背景にも、明治時代の陸軍が犯した失敗……「現実を無視した権威主義」や「悲劇的な間違い」が存在しているのではないでしょうか。

私たちは、こうした歴史的事実から得られる教訓も、しっかり生かしていかなければならないと思うのです。

人の身体にとって、薬は「異物」

私は全面的に薬を飲むべきではないと主張しているわけではありません。

もちろん、極端に血圧やコレステロール値、あるいは血糖値の高い人が、余病を防ぐために、その数値を下げる必要があることは言うまでもありませんし、実際、薬を服用すれば数値は下がっていくものです。

しかし、ここで問題があります。

薬は、そのほとんどが自然には存在しない合成化合物で、人の身体にとっては「異物」だということです。本来、排除すべきものです。薬はよい作用を期待できる一方、確実に悪い作用をも引き起こすということです。

あなたは、医師が処方してくれた薬は絶対安全だと思っていませんか？　そのせいか、自分が飲んでいる薬がどんな成分の薬なのかも知らないし、自分が飲んでいる薬の名前も知らない人が多くいます。

実際、「あなたは何という薬を飲んでいますか」と尋ねても、「名前はわからないけど、とにかく血圧の薬を飲んでます」などと答える人が実に多いのです。

薬を服用して血圧が下がれば、医師から「これで安心ですね」と言ってもらえるし、患者さん本人もホッとするでしょう。

しかし、効きがいい薬ほど、どこかで悪さをしていることは確実で、副作用のない薬なんてありません。でも、多くの人はそのことを忘れてしまっている、あるいは知らないままでいるようです。

では、副作用とはいったいどんなものなのでしょうか。そのメカニズムにはいろいろあるのですが、ごく簡単に説明しておきましょう。

薬を飲むと、その成分は身体の中を巡りますが、最後は酵素で分解されます。たとえば、血圧の薬の成分もある程度の時間が経つと、肝臓から出る酵素によって分解（解毒）されて無害なものとなり、最終的には体外に排出されます。もし、分解されないまま、いつまでも体内に留まるようなことがあれば、血圧が下がり続けて命にかかわることになってしまいます。

ところが、この解毒作用は人によってかなり差があり、薬の副作用が、いつ、どんな形で現れるかは人それぞれなのです。

たとえば、アルコールを例にとるとわかりやすいと思います。アルコールに強い人もいれば、極端に弱い人もいるでしょう。それは、次のような理由からです。

まず飲酒により体内に入ったエチルアルコールは、胃や小腸から吸収され、肝臓のアルコールデヒドロゲナーゼという酵素（アルコール脱水素酵素）によってアセトアルデヒドに分解されます。

そのアセトアルデヒドは、アセトアルデヒドデヒドロゲナーゼ（アセトアルデヒド脱水素酵素）によって酢酸に分解され、無毒化されます。

そして酢酸はさらに二酸化炭素と水に分解されて、最終的に体外へと排出されます。

ところが、人によって、その酵素の力がそれぞれ違っているのです。お酒が極端に弱い人は、アルコールまたはアセトアルデヒドを分解する酵素を持っていないことが考えられます。

そのため、ほんのちょっとお酒を飲んだだけでも、体内で有害なアセトアルデヒドが分解されず、吐き気を催したり、頭が痛くなったり、顔が真っ赤になったりしてしまうなど、過剰な反応を起こしてしまいます。

その一方で、浴びるほどお酒を飲んでも、まったく平気な人もいます。そういう人はアルコールを分解する酵素の力が強く、飲んでもどんどん解毒してくれるので、なかなか酔わないのです。

また、逆に、アルコールにどんどん強くなり、酔うまでの量が増えていくという人もいますね。これはアルコールに対して耐性ができて、なかなか酔わなくなった（つまり、効き目が悪くなった）ということです。

薬もそれと同じです。

市販の頭痛薬でも、半錠飲んで効く人もいれば、3錠飲まないと効かないという人もいます。

よく使われている鎮痛剤でも、ほとんどの人はまったく問題ないのに、薬疹が出たり、中には激しいけいれんなどの副作用を起こしたりする人もいます。

薬を分解する酵素も1種類ではありませんから、どの酵素を持っているのか、あるいは持っていないかは、実際に薬を飲むまでわかりません。それぐらい人によって差が出るものであり、だからこそ、薬の副作用は怖いものなのです。

病院で処方された薬だからといって絶対安心ということではありません。それどころか、よく効く薬には必ず副作用があり、なんらかの悪さをしているのだ、ということをしっかり知ってほしいと思います。

医療の現場で感じた大きな矛盾

正直に言うと、かつての私は「きちんと薬を服用することこそが患者さんのためになる」と信じて、飲み忘れの多い人に対しては、「薬を飲んだらカレンダーに○をつけましょう」とか、「もらったら1日分ずつ袋分けしておくと、飲み間違いや飲み忘れを防げますよ」などと、とにかく医師の指示通りに薬を飲んでもらえるように、アドバイスしていました。

また、たとえば医師に血圧の薬を処方された患者さんには、こう話しかけていました。

「血圧の薬は一生のおつき合いですからね。しっかり飲んでくださいね。いっしょに、ゆっくりおつき合いしていきましょう」

そうすると、患者さんは笑ってこう応えてくれます。

「先生にもそう言われたわ。じゃあ、よろしくお願いしますね」

それを私は当たり前のことだと思っていました。でもふと思ったのです。

「一生のおつき合いということは、結局、病気を治せないということなんじゃないかしら……」

そして私は、少しずつ疑問を感じるようになっていったのです。

日本の医療現場にあるのは、「医師と患者さん」ではなく、「医師と数値」の関係なのではないかと——。

メタボ検診を義務化した背景には、まず検診でメタボリックシンドローム予備群を発見し、生活改善をしても数値が下がらなかったら薬にしましょうという大前提があったはずです。

でも、現実には、少しでも「要経過観察」や「再検査」の数値が出たら、「まず軽い薬から」と処方されることが圧倒的に多いのです。薬を出さずに生活改善の大切さを熱心に説明して「１ヵ月後にまたいらっしゃい」と言う医師はほとんどいないでしょう。

もちろん、数値を下げることも大切です。そうすることでより重い症状の発症を防ぐ効果もあるでしょう。

でも、薬だけでほんとうに健康になることはないのです。

白衣を脱ぎ捨て、「薬を使わない薬剤師」を目指す

そんな私の目に飛び込んできたスローガンがありました。

《１に運動　２に食事　しっかり禁煙　最後にクスリ》

これは、2005年に厚生科学審議会地域保健健康増進栄養部会で取りまとめられた「今後の生活習慣病対策の推進について（中間とりまとめ）」で掲げられたものでした。厚生労働省のホームページには、そのスローガンの下に次のような説明が書かれています。

生活習慣病は、今や健康長寿の最大の阻害要因となるだけでなく、国民医療費にも大きな影響を与えています。その多くは、不健全な生活の積み重ねによって内臓脂肪型肥満となり、これが原因となって引き起こされるものですが、これは個人が日常生活の中での適度な運動、バランスの取れた食生活、禁煙を実践することによって予防することができるものです。

このスローガンと説明は、私の心にストレートに飛び込んできました。

まさにその通り！　薬剤師として迷っていた私は、「まずはこれをしっかり実行することで、薬を服用する人を少しでも減らすことができるはずだ」と考えました。

そして、いつしか、患者さんたちにたくさんの薬を出すことに罪悪感さえ覚えるようになっていた私は、このスローガンに掲げられていることを実践しつつ、人々に伝えていくべきなのではないかと思ったのです。

そのとき、私は薬剤師になってすでに20年以上が経っていました。でも私に迷いはありませんでした。私は白衣を脱ぎ捨て、「薬を使わない薬剤師」となるべく、行動を開始したのです。

それはゼロからの再スタートでした。46歳のとき、一念発起してアメリカの大学に留学、栄養学や食事療法の勉強をし直して、日本に帰国後、栄養学の博士号をとりました。また、ウォーキングの第一人者であるデューク更家氏の弟子になり、公認のウォーキングスタイリストの資格もとり、いまはオリジナルの「ハッピーウォーク」を主宰しています。そして、自分自身でも驚くほど健康になっていくのを実感しているのです。

私に起きた奇跡

私は学生のころからひどい頭痛と肩こりに悩まされてきましたが、何か症状が出ると、すぐに市販の鎮痛剤に頼っていました。それも半端な量ではありません。友だちから「そんなに飲んで大丈夫？」と心配されるほどでしたが、「痛みを止めるにはこれしかない。たぶん自分は、一生、薬を飲み続けるんだろうな」と半ばあきらめていました。

それは薬剤師になり、結婚し、子どもを産んでからも続きました。なにしろ、目の前の棚に効果のある〝いい薬〟がいくらでもあるのですから、ますます鎮痛剤を手離せなくなっていったのです。

頭痛と肩こりは慢性的に続いていましたが、月曜日から週末までは仕事がありますから、すごく気が張っていて、なんとかごまかしが利きます。

でも、日曜日に子どもと遊んでエネルギーを使い果たすと、夜には全身の力が抜けてしまい、ひどい頭痛に襲われ、立っているのもつらくなりました。

でも、翌日の仕事を休むわけにはいきませんから、吐いてしまうほどの痛みには薬を大量に飲んで、なんとか眠るという生活を続けていました。

いま考えると、それは生活習慣からくる症状で、頭痛や肩こりは、私の身体が発している「SOS」だったのですが、当時の私には、そのSOSを聞き取る力がありませんでした。

そのころの私にとっては、あくまで〝痛みは「悪者」であり、鎮痛剤で抑えるべきもの〟で、「どうして痛みが起こっているのか」「身体が何を訴えているのか」なんて考えることなど、まったく意識したこともなかったのです。

ところが、ウォーキングをはじめてみると、それが驚くほど改善されていったのです。厚生労働省は、《1に運動》を掲げ、ウォーキングを推奨していますが、私の場合、正しい歩き方を学び、それを続けることで、嘔吐するほどの激しい頭痛も、振り向くこともできないほどのひどい肩こりも、わずか3ヵ月ほどでウソのように消えていきました。

それは私にとって大きな自信になりました。

《1に運動　2に食事　しっかり禁煙　最後にクスリ》を実践・推奨することで、「薬を使わない薬剤師」として、みなさんが〝ほんとうの健康〟を手に入れることを手助けすることができるはずだという確信を持てたのです。

痛みは身体が発している「SOS」

「はじめに」でも書きましたが、古代ギリシャの「医聖」ヒポクラテスは次のような言葉を残しています。

「人間は生まれながらにして自らの内に『100人の名医』を持っている。われわれ医者が行なうべきは、これら名医の手助けにほかならない」

この「100人の名医」とは、自分自身の自然治癒力や免疫力、そして「生き抜く力」にほかなりません。

医師が与えるべきものは「薬」ではなく、〝生きたい！〟と思えるような「希望」だと思うのです。

その思いが、自らの免疫力を上げてくれるのではないでしょうか。

かつて、私自身、頭痛や肩こりが、自らの身体が発するSOSだと気づくこともないまま、それに耳を傾けようともせず、ただただ痛みを抑えるためにむやみに薬を服用していたことは前述した通りです。

「痛いのは悪いこと、邪魔なことだから、それを消すには薬しかない」と思い込んでいたのです。

でも、それでは自分の身体と対話することはできません。

体調を崩したとき、病院に行って薬を出してもらったら、確かに症状自体は軽くなります。

しかし、それですべてが解決するわけではない、ということです。

たとえば風邪で高熱が出たとき、病院で処方されるのは、あくまで一時的に熱を下げるための解熱剤にすぎません。そして実は、風邪を引き起こしたウイルスと闘っているのは、あなた自身の免疫力であり、高い熱が出るのも、その免疫力がウイルスと闘っている結果なのです。

そう考えると、「熱が出てたいへん！ とにかく薬を飲まなくちゃ」ではなく、「がんばってくれてありがとう。私もあなたが闘いやすいように安静にするよ」と声をかけ、応援したくなりませんか。

大事な仕事があるからといって、解熱剤を飲み、フラフラした足取りで出社することが正しいことでしょうか。

意味があって発熱しているのですから、自分の身体の声に耳を傾けて、悲鳴が聞こえたら、それに応えてあげてください。

それと同様に、身体に何かの痛みや不調が生じたときには、薬に頼る前に、まず自分の身体の声に耳を澄ませてほしいのです。

「これは身体が発している悲鳴なんだ」とか「SOSを発しているんだな」、あるいは「身体がウイルスと闘っている証だ」「痛みはイエローカード。だから薬を飲んでふたをするのではなく、どうして痛いのか考えてみるよ」などと、自ら声に出してみるのです。

それだけでずいぶん意識が変わってきます。すると、「そういえば、最近、睡眠不足だったな」とか、「座りっぱなしで、運動らしい運動をしていなかったな」「ちょっと暴飲暴食が続いたな」などと、痛みの原因が思い浮かんでくるはずです。

そうして、身体のSOSを聞き取れるようになったら、たとえば、しっかり規則正しく睡眠を確保しようとか、血行をよくするための運動をしよう、あるいは食事に気をつけようなどと、次に踏み出すべきステップが見えてくるものです。

誰でも目の前の人が苦しんでいたら、「どうされましたか？　大丈夫ですか？」とやさしく声をかけますよね。同じように、自分にもやさしく声をかけてあげてください。自分自身の痛みに耳を傾けるという意識を持つだけで、あなたの身体は必ず変わります。

薬は免疫力を破壊する

自然治癒力の大もとは免疫力にありますが、その免疫力は、交感神経と副交感神経がちょうどいいバランスのときにいちばん効果を発揮するものです。

ところが、ほとんどの薬は、交感神経を興奮させてしまい、そのバランスを大きく崩してしまいます。

そして交感神経の興奮状態が持続すると、血管が収縮して末梢の血流が悪くなるために、体温が低下してしまいます。すると鎮痛剤で痛みをとったはずなのに、体温を下げ、血行を悪くすることで、さらに強い痛みが現れてしまいます。

そればかりではありません。体温が下がると私たちの身体を健康に保っている免疫力が低下してしまうのです。研究者によって数字は違いますが、体温が1度下がるだけで、免疫力は13〜30％も下がるとされているほどです。

また、薬は合成化合物の王様であり、人間にとって異物（ある意味で毒物）であることは前述しましたが、体内に入った薬の成分を解毒するために、私たちの身体はたいへんな負担を強いられることになります。

私たち人間も含めた生物は、外界から取り入れた無機物や有機化合物を材料として、化学反応を起こすことで自らの生命を維持しています。食べ物を取り入れ、それを分解することで栄養素とし、細胞をつくったり、エネルギーを生み出したりしているわけです。

これを代謝（新陳代謝）といいますが、その代謝には多くの酵素を必要とします。とくに異物（毒物）を解毒（代謝）して体外に排出するには、実に大量の酵素が使われます。

その結果、全身の代謝に手が回らなくなり、体温が低くなって、免疫力が確実に低下していく……つまり、極端なことをいうと、薬は症状を緩和する一方で、大切な免疫力を破壊する存在でもあるということなのです。

どんなに薬が発達しても終わらない病気との闘い

人類初の抗生物質である「ペニシリン」が、イギリスの細菌学者であるアレクサンダー・フレミングによって発見されたのは、1928年のことでした。

そのとき、人類はすべての細菌に勝利したと人々は考えました。でも、そんな甘いものではありませんでした。

なにしろ、細菌は太古の昔から過酷な環境の中で生きながらえてきた存在です。私たち人間が何十兆個もの細胞からできている多細胞生物なのに対して、細菌はたった1個の細胞でできている単細胞生物です。構造も単純だし、ものすごいスピードで分裂を繰り返しますから、あっという間に変異してしまうのです。

そのため、人間が効果のある抗生物質をつくりだしても、すぐにそれに打ち勝つ耐性菌が出現してきます。

細菌ばかりではありません。細菌よりも格段に小さく、核しか持たないウイルスはもっとタチが悪い存在です。

最近、よく話題になる新型インフルエンザにしても、日本はタミフルが有効だとして、国が備蓄しているという話もありますが、すぐにタミフルに耐性のあるウイルスが出現しています。

そんな事実を考えると、人類と細菌やウイルスとの闘いにおいては、人類のほうが圧倒的に不利だと言ってもいいでしょう。

もちろん、ワクチンを開発していくことも大切ですし、抵抗力のない子どもや高齢者のために、有効な薬剤を備えておくことも必要かもしれません。

しかし、まずは私たち自身が、細菌やウイルスに感染しない、仮に感染してもそれに打ち勝てるだけの自然治癒力、つまり免疫力を手に入れるほうが賢いと思いませんか?

細菌やウイルスの進化の力に対抗するには、私たち人間も自分自身に備わっている自然治癒力を最大限に発揮する必要があり、そのためにはまず、日常生活を見直す必要があるのです。

第2章

知っておきたい薬と医療の世界

——「データ」が新たな病人をつくっていく

ほんとうにコレステロールは身体に悪いのか？

メタボ対策として注目されているコレステロールは目の敵にされ、動脈硬化を起こす原因とされています。抗コレステロール剤は医薬品市場の中でもドル箱で、その市場規模は2700億円といわれています。

でも、コレステロールはほんとうに下げなければいけないものでしょうか。

1913年にロシアの医学者アニスコフがコレステロールを含むエサをウサギに食べさせたところ、コレステロール値が急上昇し、アテローム（脂肪が沈着し、粥のようにドロドロになった状態）が生まれ、動脈硬化（動脈の血管壁の弾力がなくなったり狭くなったりして、血液が通りにくくなる症状）を引き起こすことを確認しました。

それで動脈硬化の原因はコレステロールだと結論づけられてしまったわけです

が、この実験には決定的な間違いがありました。

ウサギは草食動物ですから肉は食べません。つまりエサからコレステロールを補給するシステムは備わっていないのです。

人間や肉食動物は肉を食べますが、食べた肉のコレステロールをすべて吸収するわけではありません。

コレステロールは主に肝臓で生成されるもので、不足分を食事から補っているだけなのです。

つまり、人間や肉食動物はコレステロールの吸収を調整する機能が備わっているのですが、草食動物にはそれがありません。ウサギは通常ではありえないほどのコレステロールを含むエサを食べたことで、血管に支障をきたしてしまったと考えられます。

それを裏づけるように、同様の実験を犬で行なった場合、血管壁に傷をつけない限り、アテロームはできなかったのです。

また、国立栄養研究所（現国立健康・栄養研究所）は、人が1日に卵を10個食べるとどうなるかという実験をしましたが、コレステロール値は上昇せず、アテロームもできませんでした。

それなのに、「コレステロールを多く含む食材をとると脂質異常症になりかねない」と、厚生労働省は警告しています。

しかし、その一方で、血中のコレステロールが減ると、免疫力が衰え、感染症やがんになりやすいこと、逆にコレステロール値が高いほどがんになりにくいことがわかってきました。

国民栄養調査の対象者約1万人を14年間追跡した調査や、大阪府八尾市で1万人を11年間追跡した調査では、総コレステロール値が240~260の人が最も長生きするという結果が出ています。

さらに、茨城県がコレステロールとがんの因果関係を調査した結果があります。住民健診を受けた約9万6000人（40~79歳）を5年間追跡調査したところ、がんによる死亡は、総コレステロール160未満で最も多く、逆に240以上で最も少ないことがわかったのです。

あまり極端に高過ぎるのは問題ですが、私たちは下げる必要のないコレステロールを薬によって下げ、新たな病気をつくってしまっている可能性もあるのです。

無農薬野菜にこだわる人が、一方でせっせと薬を飲む

ところで、コレステロールの薬については、先日、こんなことがありました。60代の女性5人と、自然食レストランで食事をしたときのことです。会話は食べ物のことになり、みなさん無農薬野菜を取り寄せているとか、加工品や食品添加物の含まれるものはできるだけとらず、素材から手づくりしているとか、とにかく健康に高い知識と関心を持っていることがうかがえました。

ところが、食事が終わったとたん、5人が5人ともいっせいに薬を取り出して

口に入れたのです。みなさん、コレステロールの薬です。

それを見ながら、ちょっと不思議な思いに駆られました。「食べ物については、無農薬野菜を取り寄せるほど気をつかっているのに、どうして薬は気にならないのかしら」と……。

薬が合成化合物の王様であることは第1章でも書きましたが、当然、数多くの添加物も入れられています。

たとえば、薬って、実にさまざまな色をしていますよね。あれは、全部が白い色だと間違ってしまう恐れがあるからです。そのため赤だったり、青だったり、黄色だったりに着色しているのです。もちろん着色料は食品にも使われているものですが、合成着色料です。「外国のチョコレートは着色料が……」なんて言うのに、薬の着色料は気にならないのでしょうか。

食べ物にはとてもナイーブで細心の注意を払っているのに、こと薬となるとまったく無防備になってしまうようです。

ほんとうに不思議なことですが、「薬は医師が出してくれるものだから、身体によいものだけでつくられているはず」と信じきっているのでしょう。

なぜ薬害問題が起こり続けるのか

近年、「子宮頸がん予防ワクチン」の副作用が大きな問題になりました。

子宮頸がん予防ワクチンは発がん性HPV（ヒトパピローマウイルス）のなかでも、とくに子宮頸がんの原因として最も多く報告されているHPV16型とHPV18型の感染を防ぐワクチンです。海外では100ヵ国以上で使用されていると して、日本でも2009年10月に承認され、2009年12月22日から一般の医療機関で接種することができるようになりました。

このワクチンで効果を得るためには3回の接種を行なう必要がありますが、厚生労働省では2010年度から「ワクチン接種緊急促進事業」として、接種費用を助成することとし、接種率がかなり上がったとされています。各自治体も多くの市民の署名活動などで、無料化を実現しました。

しかし、その一方で、原因不明の体中の痛みを訴えるケースが多数報告されたのです。それを受け、厚生労働省は全国の自治体に対して積極的な接種の呼びかけを中止するよう指示する騒ぎとなりました。

私は、この子宮頸がん予防ワクチンについても「接種すべきではない」と公言していました。

仮に、このワクチンがとても有効だとしても、ウイルスにはたくさんの型があり、このワクチンを接種したからといって、HPVに絶対感染しないとは言えないのです。インフルエンザワクチンを接種してもインフルエンザにかかる人もいますよね。インフルエンザワクチンも、年によって「アタリ」の場合と「ハズレ」の場合があるのと同じことです。

また、ウイルスはたやすく形を変えることができるので、「新型」といわれるものが出現するかもしれません。

今回の子宮頸がん予防ワクチンと同じように、薬害といわれる問題は、これまでもたびたび起きています。

近年で最大の悲劇は、やはり、薬害エイズ事件でしょう。みなさんは、厚生労働省の合同庁舎の前庭に、「誓いの碑」が建てられていることをご存じでしょうか。

この碑には薬害ＨＩＶ（エイズウイルス）感染症の被害者の方々の思いが込められています。薬害エイズとは、濃縮血液製剤（非加熱製剤、米国製）の原料血漿（けっしょう）中にＨＩＶが混入していたため、そこからＨＩＶ感染をした事実をいいます。

感染者の多くは、日常的に血液製剤に頼らざるを得ない血友病の患者さんでした。

被害にあわれたみなさんの「二度と悲惨な薬害を繰り返さないでほしい」「亡くなった人たちの無念の気持ちを無駄にしないでほしい」という強い思いを受け、大阪・東京ＨＩＶ訴訟原告団は、厚生省に「碑」の建立を要請しました。そして、3年の苦しい道のりを経て、1999年8月24日にやっと完成したのです。

碑には次のように刻み込まれています。

誓いの碑

命の尊さを心に刻みサリドマイド、スモン、HIV感染のような医薬品による悲惨な被害を再び発生させることのないよう医薬品の安全性・有効性の確保に最善の努力を重ねていくことをここに銘記する

千数百名もの感染者を出した

「薬害エイズ」事件

このような事件の発生を反省し

この碑を建立した

平成11年8月　厚生省

タイトルについて、大阪・東京ＨＩＶ訴訟原告団は、「薬害根絶誓いの碑」にしてほしいとの要望を出しましたが、最終的に「誓いの碑」となったそうです。

原告団は被害の悲惨さを歴史にとどめ、その教訓を生かして、国は二度とこのような薬害を起こさないことを社会に、すべての国民に誓ってほしいという願いを主張し、建立に至りました。

碑の除幕式の日に原告団が出した声明文はこう結んでいます。

《もとより、こうした碑が建立されることだけで、薬害根絶が実現するわけではありません。厚生省が薬害根絶のためのシステムを絶えず検証し、実践していくとともに、私達被害者を含む国民１人１人が、この碑を拠点として、国と製薬企業が癒着して利益追求に走っていないか、国が患者の人権を軽視していないか等絶えず厳しい監視の目を向けていくことがなにより重要なことです。この碑が、こうした自戒と監視のシンボルとして十分に機能していくことを願い、そして、そのように機能させることが私達国民の役割であることをここに確認したいと思

います》

「誓いの碑」に書かれている「サリドマイド事件」は、睡眠・鎮静剤サリドマイドを妊婦が服用することによって、胎児に奇形（とくに上肢の短縮）を生じた世界的な薬害事件です。

サリドマイドは、西ドイツで開発（1957年10月発売）された睡眠・鎮静剤で、睡眠薬として使用されたのはもちろんのこと、〝つわり〟にもよく効く安全な薬といわれ、多くの妊婦に処方されました。しかし、胎児奇形の危険性の警告後、ただちにヨーロッパの市場から姿を消しました。

それに対して、日本国内では、すべての製品を回収し終わるまでに警告から約2年もかかったのです。そして回収作業が大幅に遅れた間にも、多くの犠牲者が生まれてしまいました。国・製薬企業の責任は非常に大きいと言わざるを得ません。

「薬害スモン」とは、整腸剤キノホルムを服用することによって、神経障害患者が多数発生した事件のことをいいます。１９６０年代後半に、日本国内でのみ異常に多くの被害者（1万人以上）が発生しました。

キノホルムは、「内服しても消化管から吸収されないので安全である」とされていましたが、投与量が多い場合の毒性を危惧する文献は、戦前すでに発表されていました。それにもかかわらず、副作用文献をきちんと検討することなく、劇薬指定をはずし（戦前）、適応症を「アメーバ赤痢」という特殊な疾患から、一般的な下痢症状まで拡大（戦後）したこと、さらには、投与量の制限を緩和したことが、日本国内においてスモン患者が大量発生した原因となっています。

サリドマイドやスモンの事件を知らずに育った私も、薬害によるＨＩＶ感染が発生した当時には、薬剤師となり、まさに問題の血液製剤を取り扱っていたひとりでした。それだけに、私は、この「碑」の存在を、多くの方々に知らせていくく義務があると、強く思っています。

間違っている日本人の「新薬信仰」

それにしても、日本人は新薬が大好きです。

私が現場の薬剤師として働いていたときも、医師たちは「より効果があるから」と新薬を処方していましたし、患者さんたちも新薬を望みます。

「いえ、私は昔からある薬のほうが安心だから、そっちがほしい」なんて言う患者さんはごくまれなケースです。

でも、それも当然のことかもしれません。

患者さんにしてみれば、医師の出してくれる薬は絶対だし、より効果のある薬で1日も早く病気を治したいのですから……。

そして、私自身も、そんな患者さんたちに「これはいい薬ですよ」と、新薬をどんどん出していました。

でも、その結果が莫大(ばくだい)な医療費の増大を生み出している側面があることも忘れてはならないと思います。

医師が処方する薬の値段（薬価）は国によって決められており、日本では、中央社会保険医療協議会薬価専門部会で2年に一度、見直しが行なわれますが、そのたびに薬価は下がるのが通例です。

製薬会社は莫大な研究・開発費をかけて新薬をつくっていますが、その価格が下がっていくのですから、利益を確保するには次々に新薬を売り出して、それをより多く使ってもらうことで利益を確保していかなければなりません。

ですから、製薬会社の営業マンたちが、新薬を売り込むために必死になるのは当然ですし、「いい薬です」と勧められた医師たちもどんどん新薬を処方します。

その結果、旧薬の価格は下がっていくにもかかわらず、医療にかかる薬代はどんどん増えていっているのです。

もちろん、ほんとうに新薬がすばらしい効果を発揮して、病気がどんどん治っていくのなら、高くたって新薬を使うべきでしょう。

では、新薬と旧薬とでは、その効果にどれほど差があるのでしょうか。

正直に言うと、一般的に使われている薬で、目を見張るほど効果のある新薬が登場したことはほとんどないというのが現状です。新規の化学構造、治療効果を持つ新薬を「ピカ新」、既存の医薬品の有効成分の化学構造を少し変えただけの新薬を「ゾロ新」といいます。そして、現在、販売されている薬の大半は「ゾロ新」です。

ほとんどの場合、「従来の薬より、ほんの少し〝有意〟だ」というレベル……「誤差とはいえないレベルで効果がありそうだ」という程度の差にすぎません。

そういう意味では値段が安くなった旧薬や、すでに特許期間が切れて安い薬価で提供されているジェネリック医薬品（後発医薬品）を活用しつつ、患者さん自身の免疫力を高めて病気を治す努力をしたほうがいいのではないか、という考え方もできるわけです。

ところが、その意識改革がなかなかできないのです。医師も患者さんも、そして多くの薬剤師たちも、どこか、新薬信仰を捨てられずにいるのです。

それればかりではありません。ときとしてデータが改ざんされるような事件が起きることもあります。

一昨年も、年商1000億円以上を売り上げたこともあるほど人気のあった高血圧治療薬の臨床研究データが、実は改ざんされていたことが報じられました。

その薬を販売している製薬会社は、ある教授の「脳卒中や狭心症の治療にも効果がある」という論文を販売促進に使って大々的に売り込みをかけていたのですが、そもそもその論文に使われたデータが改ざんされたものだった——つまり、「脳卒中や狭心症の治療にも効果がある」という謳(うた)い文句は真っ赤なウソだったのです。

薬は、その適応症に応じて処方されます。高血圧だけでなく、脳卒中や狭心症でも処方してもらえれば、それだけ使われる量も増えるのです。

こうした新薬にまつわるデータ改ざん事件は、残念なことに、決して珍しいことではありません。一般用市販薬として開発していた肥満症治療薬をめぐる臨床試験データの改ざんが問題になったのも最近のことでした。

そういう意味では、私たち自身がもっと薬のことを知り、勉強しなければならない時代を生きているということなのです。

日本の薬は世界で一番割高

経済協力開発機構（OECD）の世界主要国の医療費などに関する報告書（2015年11月4日公表）によると、日本のGDP比での医療費の割合は、2005年の時点でOECD平均並みでしたが、近年になって急速に伸び、2013年は10・2%と、OECD加盟34ヵ国中8番目に高くなりました。最も高かったのは米国の16・4%で、OECDの平均は8・9%でした。

日本の医療費の伸びは、保険で使われる医薬品が2009年以降、毎年約5%

のペースで増え続けているのが大きな要因で、国民1人当たりの医薬品の費用は2013年で752ドルと、米国（1026ドル）に次いで加盟国中2番目に多いのです。

報告書では、日本は対国内総生産（GDP）比での医療費の割合が近年増え続けており、効果的に医療費を使う施策が重要と指摘しています。

世界一長寿国の日本で、高齢者が増えれば、病気にかかることも多くなり1人ひとりの医療費は同じでもトータルの医療費は多くなってしまいます。

また、日本には世界一たくさんの医療機械があります。ちょっと周りを見れば、ひと昔前には考えもしなかったようなCTスキャン装置、MRI装置、PET装置などが多くの医療機関で普通に使われています。これらの新しい装置や機器は大変に高価なものが少なくないのです。

さらに治療の対象となる病気も大きく変わってきています。昔は感染症などの急性疾患が主な医療の対象でしたが、近年問題となっているのは、がんや、生活習慣病といわれる慢性的な病気で、これらの治療には高価な薬が使われ、また治療期間も長期にわたります。

みなさんは、薬の値段は世界中で統一されているものではなく、日本の薬剤価格が外国と比べて圧倒的に高く設定されていることをご存じでしょうか。日本の医療費の約30％は薬剤費に使われていますが、これは欧米に比べて飛び抜けて大きな割合です。

これは、そもそも厚生労働省が保険で決めている薬価を高く設定しているからです。

それなのに、欧米ではあまりみられない4剤以上の多剤併用も日本では当たり前で、高齢者では10剤以上を服用している患者さんも多くみられます。

製薬業界には、欧米の外資系製薬会社が多く参入していますが、同じ薬が世界中で一番高く売れる日本は外国企業にとっても、とても有り難い市場です。

もし、日本での薬剤価格を外国並みに下げることができたら、それだけで、数兆円の医療費が節約できるでしょう。

最近では、厚生労働省は、ジェネリック（後発医薬品）の使用を推進していて、これによって薬剤費の削減をはかると言っています。しかし、このジェネリック医薬品の薬価も外国と比べるとかなり高く設定されているのです。

「インフォームド・コンセント」が必要な理由

患者さんの多くは、病院で処方してもらった薬なら絶対安全だと思い込んでいるようですが、実は広く使われている薬でも、ときとして副作用が出ることがあるので注意が必要です。

たとえば、コレステロールの薬（脂質異常症治療薬）の中には、副作用として筋肉痛が出る薬があります。

薬を処方するとき、同時に薬の説明書が付いてきますが、それには、注意事項として、「筋肉痛、脱力感、発熱、せき、喘鳴（ぜんめい）、呼吸困難などの症状が現れた場合は、すぐご連絡ください」などと書いてあるはずです。

でも、「筋肉痛、脱力感」などと書かれていても、それほど気にする人はいないでしょうし、仮に多少の違和感があっても、「そういえば、筋肉痛や脱力感が出るって書いてあったな」と思う程度でわざわざ医師や薬剤師に相談にいく人は少ないのではないでしょうか。

しかしその症状は、実は「横紋筋融解症」という病気である可能性が高いのです。

横紋筋融解症とは、骨格筋が壊死(えし)を起こして筋細胞の中の成分が血液中に浸み出し、筋肉が次々と切れていくという病気です。そのため、筋肉痛や脱力感などの症状が現れ、放っておくと、次第に疼痛(とうつう)やまひ・筋力減退・赤褐色尿などの症状が出てきます。重症の場合、急性腎不全になってしまうこともあるほど深刻な病気です。

横紋筋融解症は、事故や負傷などによる外傷的要因や、脱水症などが原因で発症しますが、コレステロールの薬や抗精神病薬、あるいは漢方薬などでも発症することがあるとされていますから、注意が必要です。

それにもかかわらず、薬を出されるときに、そこまで詳しく説明してくれる医師も薬剤師もほとんどいません。考えられる副作用を全部患者さんに伝えていては、怖くなって飲むことをやめてしまうかもしれません。

せいぜい、「筋肉痛が出ることがありますが、症状が出たときにはすぐに来てくださいね」と言われるだけでしょう。

本来ならば、医師は患者さんに対して、どのような方針で治療するかを説明し、患者さんからの同意を得る必要があります。この「インフォームド・コンセント」はしっかり行なわれているでしょうか。医師は多忙でなかなか時間がとれないし、患者さんも、あえて聞こうとする人は少数派です。

中には医師にそんなことを聞くと気分を害されるんじゃないかと、質問したいのに遠慮してしまう人もいるようです。

でも、それでは自分の健康を守ることなんてできません。

「ちょっと待ってください。じゃあ、その薬を服用したとき、どんな副作用が出るんですか？　その確率はどれぐらいですか？　もし薬を服用しなければどうなるんですか？」と、自分が納得できるまで聞き、そのうえで薬を処方してもらうぐらいの姿勢が必要なのではないでしょうか。

副作用は、やっぱり新薬に多い

「子宮頸がん予防ワクチン」で副作用が問題となっていることは前述しましたが、インフルエンザの特効薬とされる「タミフル」でも、ショックで呼吸困難に陥ったり、幻覚や異常行動が現れて転落死する人が出たりしたほか、頭痛や吐き気を訴える人が大勢出て大きな問題となりました。

私が薬を出した患者さんにも、B型インフルエンザと診断され、タミフルを1回飲んだ後、ギラン・バレー症候群（主に筋肉を動かす運動神経の障害のため、手足に力が入らなくなる病気）になった方がいます。彼女はそのために1年を棒に振ることになり、いまでも四肢のしびれに苦しんでいます。

タミフルとそうした症状の因果関係についてはまだまだ明らかになっていない部分が多いのですが、少なくともまったく安全な薬といえないことは間違いありません。

このように、新薬には常に副作用がつきまとうのです。もちろん、臨床試験を経たうえで認可されるのですが、それでも万全ではない……それは毒物と表裏一体の関係にある薬の宿命ともいえるでしょう。

前にも述べましたが、アルコールに対する感度が人によってまったく違うように、薬に対する反応も人それぞれです。

そのときの身体の状態、併用薬、食べ物によっても影響を受けます。薬が新しければ新しいほど、どんな副作用が現れるかは未知なのです。

そういう意味でも、私はすぐに薬に頼らずに、自分の健康は自分で守るべきだと考えています。

もし、どうしても薬を飲まなければならなくなったときは、自分の飲む薬にどういう副作用があるのか、自分が納得できるまで十分に説明を受け、自分の責任で決めることをおすすめします。

日常的によく飲む市販薬のリスク

・頭痛薬

頭痛の多くは、血流が増えることで生じます。血流に合わせて「ズキ・ズキ」する痛みに襲われますが、痛み止めは血流を抑え、痛みを解消します。ところが、薬は全身を回りますから、結果的に身体中の血の巡りが悪くなってしまいます。薬が切れれば、また痛みはぶり返します。その結果、長期にわたって服用すれば、体温の低下を招くことにもなります。また痛み止めの多くはNSAIDs（非ステロイド性消炎剤）で、「バファリン」や「ロキソニン」などもこの種類です。NSAIDsは胃腸障害を起こすことも多く、胃の弱い方は要注意です。

・生理痛

生理痛の原因は、機能的なこともありますが、身体の冷えやストレスなども関係しています。冷えによって血液の循環が悪くなり、その結果プロスタグランジンが骨盤内に滞留することで痛みが強くなります。ストレスも自律神経のバランスを乱し、血行を悪くして痛みが増します。服用する薬は頭痛と同じＮＳＡＩＤｓです。薬を飲む前に身体を冷やしていないか、リラックスできる環境になっているか見直してみましょう。

・湿布薬

肩こり、腰痛などに悩む方の中には、湿布を貼るのが習慣になっている方も多くみられます。飲み薬より抵抗なく使われることが多いようですが、薬の作用が貼った部分だけに留まるわけではなく、経皮吸収して全身を巡ります。使われている薬剤はＮＳＡＩＤｓです。湿布といえども多く使えば、胃を荒らすこともあります。

・解熱剤

熱を下げるときに使われる解熱剤も、ＮＳＡＩＤｓです。ＮＳＡＩＤｓには炎症を抑え、痛みを和らげ、熱を下げる作用があります。服用によって一時的に体温を下げることはできますが、薬が切れればまた熱は上がってしまいます。

私たちの身体は、発熱することによって侵入してきたウイルスや細菌などの外敵をやっつけるために自身の免疫機能を最大限に発揮させています。高熱のためにぐったりしているようなら、解熱剤の使用も必要かもしれませんが、そうでなければ、脱水しないように水分補給をしっかりして、安静にすることで免疫力を高めていきましょう。

・下痢止め

ウイルスや細菌が原因で起こっている場合は、体内の悪いものを体外に排出しようとしているので薬で無理に下痢を止めるのは危険です。脱水をしないよう水分はしっかりとって、悪いものを出してしまいましょう。

また、下痢などの症状はストレスとも関係していることが多いので、できるだけリラックスできる状態を保ちましょう。

・便秘薬

腸には免疫細胞が多く存在しています。その中に便が長く留まっている状態は避けたいものです。しかし、便秘を解消するために便秘薬を飲むと、腸は自ら蠕動（ぜんどう）運動することをやめてしまいます。同一薬剤の長期連用は習慣性を招くので注意が必要です。腸の運動を促すマッサージやウォーキングなどの運動も積極的に取り入れ、水分をしっかりとり、食物繊維が豊富なバランスのよい食事を心がけましょう。

・風邪薬

ほとんどがウイルス感染で起こる風邪を治す薬はありません。ウイルスに抗生物質は無効です。風邪薬で咳や鼻水や熱を対症的に抑えている間に、ご自身の免疫力によって、治癒しているのです。だとすれば、その免疫力を最大限に発揮させる方法は、身体が無駄なエネルギーを使わずに済むように、しっかり休養をとることです。

・胃薬

胃は外部から体内に入ってきたものが最初に到達する器官です。ここで外敵とみなされたものは嘔吐という形で排泄したり、強酸の胃液によって殺菌されたりします。胃薬には胃酸の分泌を抑えるものがありますが、抑えることによって胃で処理すべき有害物質をやっつけることができません。さらに抑え過ぎると消化する力も弱くなってしまいます。

また、胃薬にはアルミニウムが使われているものが多くあります。アルミニウムは人体に必要なミネラルですが、摂り過ぎるとアルツハイマー型認知症の原因になるとも言われています。

・睡眠薬

睡眠薬と抗不安薬は異なる薬に思われますが、現在使われている薬のほとんどは、どちらもベンゾジアゼピン系で、依存を招きやすいものです。不眠には入眠困難・熟眠障害・早期覚醒などのタイプがありそれぞれで薬剤は異なります。アルコールとの併用は作用を増強させます。夜間トイレに立つときに、足がふらつく、意識がもうろうとなるなどによる転倒、骨折にも注意が必要です。

・鼻炎薬

鼻水を抑える薬もあくまでも対症的なものなので、慢性的に服用するものではありません。抗ヒスタミン剤といわれるものには眠気を伴うものも多いので車の運転等は要注意です。

また、あまり知られていないことですが、鼻水を抑える抗コリン薬には汗を抑える作用もあり、薬を飲んで炎天下にいたりすると、汗をかけずに体温が上昇し、熱中症を引き起こすこともありますので注意が必要です。

・花粉症の薬

花粉症には抗アレルギー剤が使われますが、これもあくまでも対症的に使われるものです。人によっては強い眠気を催すこともあります。またステロイド剤を併用することで、炎症を抑える作用が高まりますが、安易な使用はリバウンドを引き起こすこともあります。花粉症も免疫力の乱れから起こるものですから、その場しのぎで薬に頼ることより、免疫力を高める生活を心がけましょう。

・消毒薬

多くの方がすり傷や切り傷には消毒薬を使うと思います。しかし消毒薬を使うことで、傷口の雑菌だけでなく、戦おうとしている良い菌も殺してしまいます。しかも免疫細胞の代表選手である白血球も壊されてしまいます。傷口にあてる乾いたガーゼや絆創膏（ばんそうこう）もおすすめできません。乾いているところでは白血球が働けないのです。けがをしたら流水で洗って傷口にワセリンを塗って乾かないようにしてラップを巻く「湿潤療法」がよいでしょう。

・手の消毒剤

感染症が流行（はや）ると至る所に手用の消毒剤が置かれます。人の皮膚の表面には、皮脂膜という薄い膜があり、この膜のおかげで私たちは菌だらけの環境でも外敵に侵入されることなく、健康でいられます。また手の表面には常在菌もたくさんいて、皮脂膜とともに身体を守ってくれています。消毒剤を使用するとこの皮脂膜ははがされ、常在菌も死んでしまいます。感染症の予防のつもりが、身体の防御壁を壊すことになってしまうかもしれません。

・うがい薬

うがい薬ものどについたウイルスや雑菌をやっつけるために使われますが、消毒薬と同じように、侵入してきたウイルスや雑菌をやっつけてくれるよい菌までも一緒に殺してしまいます。菌を殺す作用のある薬を使うよりも、水や緑茶などで喉を潤しながらうがいすることをおすすめします。

定期健診ってほんとうに必要なの!?

ある程度の年齢になると、みなさん、定期健診の結果がひどく気になってくるようです。また、中には定期健診に加え、高額な人間ドックやPET検査（陽電子放射断層撮影：がんの早期発見法）を受ける人も増えているようです。そして、ちょっとした日常会話でも、自分たちの血圧やコレステロール値を報告し合っては、「上がった。下がった」と話題にしています。

でもそのうちの何人が、健診をきっかけに、自分の生活習慣を見直しているでしょうか。

多くの人は、結果が出た直後こそ多少気にするものの、すぐに忘れて、以前と変わらない生活を続けているのではないでしょうか？

そういう意味では、少々極端かもしれませんが、私は、定期健診は受けても受けなくてもいいと思っています。

なぜなら、定期健診は、あくまで病気を発見するための手段であって、それを受けたからといって病気を防ぐことは決してできないからです。そもそも健康な身体をつくっていれば、ほとんどの病気は自然治癒力で治してしまうことができるのです。

2012年10月に、デンマークで公表されたレポートをご紹介しましょう。

「一般健康診断をしても病気になる率、死亡率、どちらも低下しない。心血管疾患やがんによるものをはじめ、すべての病気についても同様だった」

これは、健康診断好きの日本人にとっては衝撃的な内容ですね。

もちろん、健診がまったく無意味だと言っているわけではありません。なんらかの重大な病気が潜んでいることもありますから、それを早めに発見して、治療することも必要でしょう。

また、病気とまではいえないまでも、仮に検査に引っかかるような数値が出た場合には、それこそ「1に運動　2に食事　しっかり禁煙」を心がけて、まずは薬を飲まなくてもすむように健康的な生活を目指しましょう。

また、健診を受けて「異常なし」という結果をもらってそれで安心を得るのも悪いことではありません。

みなさんは、プラセボ効果（偽薬効果）をご存じでしょうか。本来、効果のないはずの成分でつくられた薬剤（偽薬）によってもたらされる効果のことです。たとえば、乳糖やでんぷんなどで錠剤やカプセル剤をつくって、頭痛の患者さんに飲ませると、半数くらいの人が治ってしまうこともあるのです。

薬を飲んだという安心感が、免疫力を引き出すためだともされていますが、そういう意味では、定期健診でいい結果が出れば、「ああ、自分は健康なんだ！」という前向きな気持ちを引き出し、免疫力を高めてくれる効果が期待できるでしょう。

ただし、検査の結果がよかったからといって、あとはどんな生活を送ってもいいということにはなりません。検査で異常がないことは、いままでの生活をしていてOK！　ということとはかぎらないのです。

ところが、中には「ああ、僕は大丈夫。年2回、何十万円もする人間ドックをやっているから」といって、睡眠不足や暴飲暴食を繰り返すなどという不摂生な生活を変えようとしない人がいます。

このように言っていた30代の社長さんは、1月に人間ドックを受けた後、3月に胃のスキルスがんが発見され、同じ年の8月には還らぬ人となりました。

定期健診同様、人間ドックをやったからといって健康になるわけではありません。検査結果がよかったからといって、不健康な生活を続けていては、いつの日か、身体が悲鳴をあげることになってしまいます。

今年は何とか潜り抜けても、来年か再来年の検査で重大な結果が出てしまうことになりかねないでしょう。そう考えると、人間ドックに行く時間があるぐらいなら、その分、しっかり睡眠をとったほうがよほど健康にいいはずです。

また、定期健診の弊害として、その結果を神経質に受け止め過ぎて、ストレスに感じる人が少なくないということもあげられます。

たとえば、心電図の異常やレントゲンの影などで、「再検査」と言われることがありますが、検査しなおすと「異常なし」とされる場合がほとんどです。

ところが、「再検査」と言われると、それを大きなストレスと感じる人がいるのです。中には、食事が満足にのどを通らなくなるほど心配する人がいます。

たとえば、次の再検査の結果が出るまで、1週間近く食事もまともにとれない状態が続いたら、免疫力が下がって、それこそ胃潰瘍になったりすることにもなりかねません。

そういう意味では、むしろ定期健診を受けないほうがいい人もいるのです。

もちろん、なんらかの病気を抱えていて、経過を見ていく必要のある人もいますから、検査をすべて否定するわけではありませんが、定期健診に振り回されてはいけませんよ、ということです。

放射能は怖がっても、MRIやタバコを気にしない不思議

福島の原発事故以来、放射能汚染は深刻な問題ですね。チェルノブイリ原発事故以上の、世界ではじめてといってもいい大きな事故ですから、その対処法を心配するのも当然のことです。

ところが、こと医療現場（レントゲンやCT検査）での被曝（ひばく）についてはほとんど無頓着なのですから、どこか矛盾しているように感じられて仕方がありません。

たとえば、人間ドックで、ほんとうは何でもないのに、「念のために」と、MRI（核磁気共鳴画像法）で何枚も連続して画像を撮る人もいます。

もちろん、MRIによる影響は電磁波によるもので、原発事故による放射能被曝とは同じではありませんが、それでも何らかの害を受けることに違いはありま

せん。

野菜の放射能まで心配するような人が、そうした医療現場では被曝についてはまったく気にしないというのは、どこかヘンだと思いませんか？

それと同様に、タバコについても、矛盾を感じることがあります。

ある小学校で、どんな生活を送ればいいかというテーマで父兄の方々にお話しする機会がありました。

そのとき、「子どもたちは感受性が高いから、放射能の影響を受けやすいのでとても心配です。対策を教えてください!!」と熱心に訴えていたお母さんが、会が終わった直後、校門の外で、子どもがすぐそばにいるというのに、タバコを吸っているのを見て、私はがくぜんとしてしまいました。

まず、自分にできることを着実にやっていくしかないでしょう。

このような環境で生活しなくてはならない時代だからこそ、きちんとした生活習慣を教え、放射能にも負けない身体をつくってあげることが親の務めだと思います。つまり、規則正しい生活と、バランスのとれた食事、それに適度な運動こそが、子どもたちの健康を守るためには必要なのです。

ところが、放射能については心配するのに、タバコの副流煙については無頓着なのはいったいどうしてなのでしょうか。

ご本人が喫煙することについては、嗜好品ですから、あれこれ言うつもりはありませんが、少なくとも、子どもに対しては十分気をつけてあげたいですね。

薬をやめると「がん」も消える!?

最近、がんになっても抗がん剤を使いたくないという人が増えています。

抗がん剤の治療はたいへん苦しいものだし、使ったからといって必ず治るものではなく、むしろ、死期を早めることも多いものだということが少しずつ知られるようになってきたせいでしょう。

「抗がん剤」は「増がん剤」という話も、よく聞くようになりました。

それでも、いざ、がんと告知されると、本人も家族もたいへん悩み苦しむことになってしまいます。

80歳の女性の患者さんが体調を崩して検査してもらったところ、「かなり進行したすい臓がんだ」と、医師から告知を受けました。

それを聞いたご家族は、患者さん本人も含めて相談して、「抗がん剤治療はしないでほしい」と、担当の医師に伝えたそうです。

ところが、患者さんが1人で病院に行ったとき、その医師が、こともあろうに、こう言ったらしいのです。

「あのさぁ、このままだとたぶんあと1ヵ月で死ぬよ。抗がん剤は使わないって言ってたけど、抗がん剤を使えば半年ぐらい大丈夫だと思うよ」

それを聞いた患者さんのショックは想像するに余りあるものだったでしょう。

「残された時間は1ヵ月、それが抗がん剤を使えば半年に延びる」というのなら、抗がん剤治療を受けようと思うのも当然ではないでしょうか。

抗がん剤を使わないことを納得したはずの患者さんでしたが、医師の言葉に大きく心を動かされ、その夜、ご家族に「やっぱり抗がん剤治療を受けたい」とおっしゃったそうです。ご家族は、目の前の患者さんの様子から「わかった」としか言えなかったそうです。

そして、その患者さんは、抗がん剤治療をはじめた日から急激に体調が悪化して、まもなく亡くなってしまいました。

いまは、告知義務もあり、知る権利もありますが、この医師の発言は、80歳の患者さんに対して、正しいものだったのでしょうか。

あと1ヵ月なんて言われたら、それだけで免疫力も生きる希望もなくなってしまいます。

さらにそこに、正常細胞さえ傷つけてしまうかもしれない抗がん剤を打つのですから、残っていた免疫力はボロボロに破壊されてしまいます。その結果、残されていた大切な時間がさらに短くなってしまったとしたら……。

この医師がしなければならなかったことは、余命1ヵ月を半年に延ばすために「薬」を使うことではなく、患者さんの「生きる力＝免疫力」が活性化される「希望の言葉」をかけてあげることだったのではないでしょうか。

現在、がんになったら、とにかく手術をして、放射線を当て、抗がん剤を投与するのが当然とされています。

でも、がんと共存している人はたくさんいますし、がんそのものが消えた症例もいくつも報告されています。中には、医師から見離された患者さんが食事療法と温熱療法だけで、すっかり治ったケースもあります。

そもそも、がんは自分自身がつくったものですし、私たちの身体の中では、常に小さながんができては消滅することを繰り返しているとされています。

つまり、人間にはがんでさえ治してしまう自然治癒力（免疫力）が備わっているのです。

ところが、現在の西洋医学は、その自然治癒力を破壊するばかりです。

私が薬学生のころから、「がんを治す薬ができたらノーベル賞」といわれていました。でもいまの私は、特効薬ができてもがんはなくならないだろうな、と思っています。なぜなら、がんは感染症ではなく、自分自身でつくった〝生活習慣病〟だからです。一度、がん細胞が消えたとしても、生活習慣を改めない限り、またすぐに出現してしまうでしょう。

私たちは、そんな現実にもしっかり目を向けていかなければならないのです。

自分の自然治癒力を信じよう

ここまでいろいろ、薬と現代医療について書いてきましたが、私がいちばん言いたいのは、「自分の自然治癒力を信じよう」ということです。

熱が出たら、「病原菌と闘ってくれてありがとう！」と言葉にしてみてください。

たとえば、風邪を引いたら熱が出ます。でも、「ああ、たいへん！　熱が出た」とあたふたせずに、「あぁ、熱が出た。私の免疫が病原菌と闘っているんだな」「ありがとう。がんばってね！」と感謝してみてください。

自分の身体に感謝して話しかけたからって、健康になれるわけないじゃない、と言う人も多いでしょう。

でも、絶対に効果があります。自分の身体の声を聞き、「自分の身体に感謝し、信じる」という意識を持つだけで、免疫力が高まり、自然治癒力が大きな力を発揮してくれるようになるのです。

このあと第3章では、「薬に頼らず健康に暮らす習慣」を紹介していきますが、どれも難しいものではなく、いつもの生活でほんの少し意識を変えることでできることばかりです。

また、紹介する習慣をすべて実行しなくても大丈夫。やってみて、楽しみながら続けられることを、あなたの生活に取り入れていきましょう。

どんな精巧な医療機器も、すぐれた知識を持つ医師も、あなたの身体の声を聞くことはできません。

それができるのは、あなた自身だけ。

身体の声を聞きながら、できそうなことからはじめてください。それが、ほんとうの健康を手に入れる第一歩です。

第3章

薬に頼らず健康に暮らす27の習慣

健康に暮らす習慣を身につけよう

医学の進歩によって、私たちは多くの病気を克服できるようになりました。でも、その技術が進めば進むほど、健康の本質が見えなくなっていくような気がしているのは、私だけではないでしょう。確かに、医療の現場では、診断のための「基準値」が決められ、それを基準に、薬や機器を使って、数値を「上げる」「下げる」ということが、簡単にできるようになっています。しかし、ここまで述べてきたように、薬を飲んで症状を抑えることはできても、それで問題が解決するわけではないのです。

症状は「身体が出しているSOS」です。まずはご自身の身体の声を聞いてください。あなたの身体の声を聞けるのは、あなた自身だけなのです。

病気に「これを飲めばすぐに治る」といった特効薬がないように、健康にも「これを食べれば」「これをすれば」すぐに元気になるといった特効薬はありません。毎日の積み重ねが、あなたの健康をつくります。

この章では、「薬に頼らず健康に暮らす習慣」を、次の4つのジャンルに分けて紹介していきます。

1　「自分の身体」を意識しよう
2　「歩く」を意識しよう
3　「食べる」を意識しよう
4　「日常生活」をもっと意識しよう

この「健康に暮らす習慣」は、どれも難しいことではなく、いつもの生活で、ほんの少し意識を変えることでできることばかりです。ぜひ、あなたの日常生活の中に取り入れていただきたいと思います。

でも、すべてをする必要はありません。できないこと、イヤなことを無理に続けても、ストレスはたまるばかり……そうなると、交感神経が興奮したままになってしまい、症状はもっと悪化してしまうかもしれません。

「おいしく食べて、楽しく歩く」

まずは、それを実践することで、薬を手放すことができた方もたくさんいらっしゃいます。

身体の声を聞きながら、できそうなことからはじめてください。そうすれば、意識も変わり、毎日が楽しくなりますよ！

「自分の身体」を意識しよう

①自分の「身体の声」に耳を澄ませる

「痛み」は身体が発している〝SOS！〟のサインです。薬を飲む前に自分の身体の声に耳を傾けましょう。それが「薬に頼らず健康に暮らす習慣」の第一歩です。

第1章でも書いたように、私自身、若いころから、肩こりや頭痛に悩まされていましたが、それに加え、薬剤師となって働くようになってからは、肋間(ろっかん)神経痛にも苦しむことになってしまいました。突然、左胸に痛みが走って、呼吸もできないし、起き上がることもできなくなってしまったのです。心筋梗塞ではないかと青くなって、急いで病院に駆け込みました。

診断の結果は、幸いなことに「肋間神経痛」……痛みはあったものの、「じゃあ、薬で抑えれば大丈夫」とホッとしたものです。心臓の病気なら、入院して仕事を休まなければならないところでしたが、肋間神経痛ならなんとか薬で対処できると思ったからです。

当時の私は、頭痛や肩こりの痛みをとるための鎮痛剤や筋弛緩剤、炎症を抑えるために消炎剤、それに末梢血管の血液循環をよくするというビタミンB_{12}やビタミンB_2・B_6といったビタミン複合剤も服用していましたし、実は胃潰瘍もわずらっていて、H２ブロッカーといわれる胃酸の分泌を抑える薬も飲んでいました。胃潰瘍がありながら、鎮痛剤を飲むなんてめちゃくちゃな話です。でも、思い切って白衣を脱ぐことを決意して、自分が「おいしく食べて、楽しく歩く」を実践するようになって気がつきました。

私の身体は悲鳴をあげていたのです。最初は頭痛や肩こりという形で声をあげていたけれども、私がなかなか気づかないので、「早く気づいて！」と、新たに肋間神経痛や胃の痛みという形で、さらに警告してきた、というわけです。

そのことに気づいた私は、「薬を使わない薬剤師」を目指し、自分自身の身体の声を聞くことの大切さを訴えるようになったわけですが、「もっと身体の声を聞いてください」と言っても、「先生、そんな余裕ないですよ。時間がありません」とよく言われます。でも、実は自分の身体の声を聞くのには、時間も必要なければ、お金もかかりません。朝、鏡をのぞいたときとか、家に帰ってソファでテレビを見ているときとか、お風呂の中とか、ふとんに入ったときとか、ちょっとした時間に、どこか自分の身体で変調をきたしている部分がないか、意識を向けるだけで十分です。

ただし、そのとき、ゆったりした気持ちを持つことを忘れてはいけません。

いまの時代は、なにごとも「過ぎる」ことが多過ぎます。多くの人が日々の仕事に追われて過労になっていますし、食事も乱れて過栄養になっています。それに加えてストレスも過大なものになっています。これでは自然治癒力がどんどん低下していって当然ですし、何より身体の声に耳を澄ます余裕なんて持てません。

その状態から抜け出すためにも、「ゆっくりする」という意識を持つことが大切です。ゆっくり歩く、ゆっくり食べる、ゆっくり呼吸をする、ゆっくりお風呂に入る……そうすることではじめて、自分の身体と対話をするチャンスがつくれるのです。

また、たとえば痛みなどの症状が出たとき、それを「いけないことだ」とか「悪いことだ」と思わないことも大切です。「痛みはいけないこと、悪いこと」と思うからこそ、むきになって「抑えなきゃ」と思ってしまいますが、痛みが「いま、自分はちょっとつらくなっているよ」とか「がんばり過ぎてるよ」と教えてくれている声だと思えば、素直に言うことを聞く気にもなれますね。

そのゆとりが、自分の生活を変え、ほんとうの健康を取り戻す大きな転機となるのです。

自分が仕事を1日休んだからといって、会社が回らなくなるなんてことは、そうそうないでしょう。迷惑がかかるとか、自分がいなきゃという気持ちにしばられていては、心も身体も休まる暇がありません。強い責任感を持つのは大切なことかもしれませんが、それで健康を害してしまったら元も子もありません。「自分が休んでも、いざとなれば誰かが代わってやってくれるさ」というぐらいに、ゆる〜く考えることも必要かもしれません。

私たちは、ついつい自分の身体、つまり、自分を形づくっているすべての細胞を自分自身でコントロールしているように思いがち。でも実は1個1個の細胞にも意思や感情があるのかもしれません。だから、がんばり過ぎたとき、「もうイヤだよ。休もうよ」と痛みを訴えるのでは？　そう考えると、素直に身体の声に耳を傾けられるのではないでしょうか。

②毎朝、鏡の前で「自分の表情」を見る

どんよりと疲れた顔をしていては免疫力も落ちてしまいます。１日をいい表情でスタートさせましょう。明るくステキな表情は、あなたを健康にしてくれます！

たいていの人が、朝、歯磨きや洗顔のとき、鏡で自分の顔を見るでしょう。そのとき、自分の顔や姿勢をしっかりチェックする習慣も身につけてほしいものです。

顔を見て細かな違いに気づくことができるのは、自分をおいてほかにいません。どんな名医でも、はじめて診た人の顔を見ただけで体調を把握することなんかできないのです。

たとえば、右のまぶたがピクピクしているとか、ちょっとむくんでいるとか、いつもより顔色が悪いなどということは、自分自身でなければ気がつきません。あるいは、ちょっとした姿勢の変化……たとえば、姿勢が悪くなって背骨が曲がってくると、鼻筋がずれてきたり、左右の表情のバランスが崩れたりしてきます。でも、そんな小さな変化や変調に気づくかどうかが大切なのです。

そして、いつもと違うことに気づいたら、「どうしたの?」「顔色悪いよ」とか、「ちょっと休んだら?」と声をかけてあげるのです。

たぶん、となりの席の人の顔色が悪かったら、たいていの人が「大丈夫ですか?」とやさしく声をかけるでしょう。それと同じ。自分自身にもやさしい気持ちを持つことです。それが、自分の身体の声を素直に聞くことにもつながっていくのです。


鏡の中のあなたは笑っていますか?

あなたが鏡の中のあなたに会ったとき、いい気持ちになれますか?

1日を元気にスタートさせるエネルギーに満ちていますか?

毎朝、鏡の前で、ステキな自分に出会えるように、楽しく、ワクワクする習慣を身につけたいですね。

③「笑顔」でセロトニンを出す

笑顔は健康の源です。笑顔を浮かべるだけで、免疫にとって重要な「ナチュラルキラー細胞」が活性化され、幸せホルモンのセロトニンの生産も活発になります。

笑顔のステキな人はとても健康的に見えるものです。それは見た目だけに限りません。あなた自身、多少メゲたくなるようなできごとがあっても、何かのきっかけで笑い顔を浮かべることができたら、すぐに元気を取り戻せたなんて経験をしたことがあるでしょう。

その通り！　笑顔と健康は、想像以上に深い関係にあり、医学的にもそれが証明されつつあるのです。

たとえば、笑顔は人のＮＫ細胞（ナチュラルキラー細胞）を刺激してくれるといわれています。

ＮＫ細胞は、１人の人間の体内に50億個あまりも存在していますが、人の免疫メカニズムで重要な働きをするリンパ球の一種。とくに、腫瘍細胞やウイルス感染細胞と闘って、私たちの健康を守ってくれる存在です。そのＮＫ細胞と笑顔がどう関係しているのか、簡単に説明しておきましょう。

私たちが笑うと、目尻が下がり、口角が上がります。この表情筋の動きが免疫のコントロールセンターである間脳（視床下部）に伝わり、セロトニンという神経伝達物質が活発に生産されます。そのセロトニンが、血液やリンパ液によって全身に運ばれ、ＮＫ細胞の表面にくっつくことで、その働きが活性化されるのです。

私たちの身体の中では、若くて健康な人でも１日３０００～５０００個のがん細胞が発生しているといわれていますし、病原菌も常に侵入してきます。放置していたらたいへんなことになってしまいますが、それに対抗してくれているのがＮＫ細胞です。

そのＮＫ細胞の活性化の鍵を握っているのがセロトニンであり、セロトニン生産の鍵を握っている要素のひとつが、笑い顔だというわけです。

また、笑顔は脳内のセロトニンの分泌を促します。不思議なことに、実際に何か楽しいことがなくても、意識的に口角を上げて笑い顔をつくるだけで、セロトニンの生産が活発になるという報告もあります。フリをするだけでも効果は絶大というわけですね。

セロトニンは、不安やイライラを取り除き、安堵感や幸福感をもたらす働きもあることから、「幸せホルモン」とも呼ばれています。そしてセロトニンが十分分泌されると、免疫力が向上することがわかっています。ぜひ、笑顔を浮かべて、健康でイキイキとした毎日を送りたいものです。

スマイル・エクササイズ

表情筋・口輪筋を鍛えることができます。鏡の前でやってみましょう。「ハッピー」で「ラッキー」な楽しい気分になりますよ！

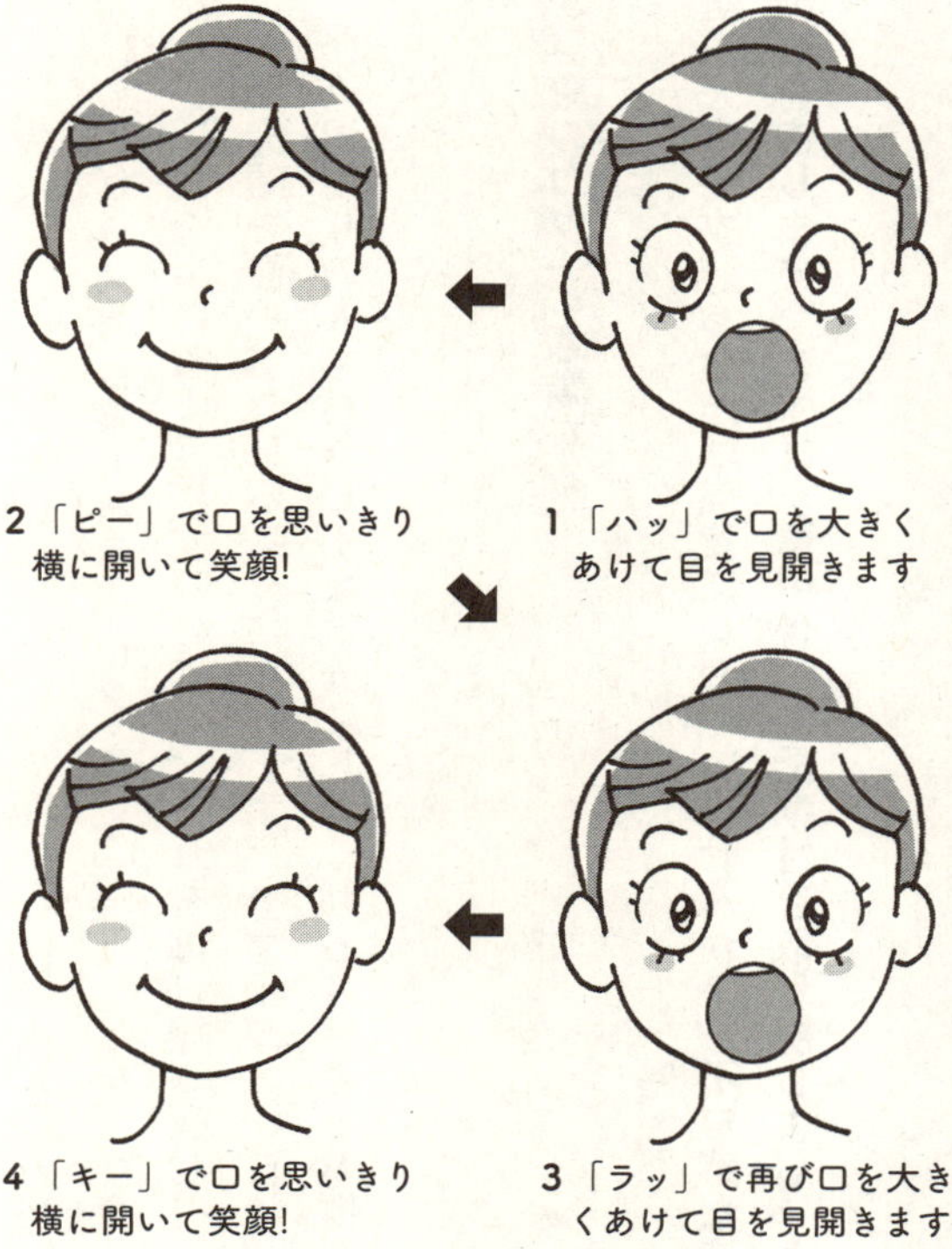
1「ハッ」で口を大きくあけて目を見開きます
2「ピー」で口を思いきり横に開いて笑顔!
3「ラッ」で再び口を大きくあけて目を見開きます
4「キー」で口を思いきり横に開いて笑顔!

そこでおすすめするのが、1日1分、鏡の前で笑顔をつくる「スマイル・エクササイズ」です。

大きく口を開けて、プラスの言葉である「ハッ・ピー」「ラッ・キー」をしっかり発音しながら、口角を上げるようにするのです。それを毎日繰り返していると、すぐにステキな笑顔を浮かべられるようになります。スマイルはプライスレス！　自分だけなく、周りの人もハッピーな気分にしてくれるステキな習慣だと思いませんか。

④「肩甲骨が健康のコツ」と意識する

ふだんの姿勢も大事です。あなたは猫背になっていませんか？　不自然な姿勢は、あなたの健康を害します。まずは「肩甲骨」の柔軟性を取り戻しましょう！

私はよく講演で「肩甲骨が健康のコツ」とお話ししています。

人間の背骨は、真横から見ると、きれいなS字を描いており、その周辺には血管やリンパ管、自律神経など大切なラインが複雑に走っています。それらのラインがスムーズに流れてこそ、私たちは健康を維持できます。

ところが、前かがみの不自然な姿勢をとり続けると、それらの流れが阻害され、健康を害してしまいます。デスクに座りっぱなしのハードワークが続くと、多くの人が背中のはりや痛みを訴えますが、それは前かがみの姿勢をとり続けることによって、肩甲骨まわりが固まってしまうためです。

さらに、そんな不自然な姿勢が日常的になると、胃が圧迫され、胃痛に悩まされるなど、さまざまな部位に症状が出てきます。

たとえば、「胸郭（きょうかく）出口症候群」という病名があります。首から肩にかけた部分に「胸郭出口」と呼ばれる部分がありますが、そこは神経と血管の通り道。ところが姿勢が悪いと、神経や血管が圧迫されて、激しい頭痛や肩こり、あるいは手のしびれなどを引き起こしてしまうのです。

一般的な治療法としては、鎮痛剤や消炎剤を服用しつつ、肩こりに対するマッサージなどを行なうことになりますが、これはあくまで対症的な治療にすぎず、根本的な解決にはなりません。

では、どうしたらいいのでしょうか？　答えは簡単！　正しい姿勢を身につけることです。姿勢を正すだけで症状が消える人も多いですし、少なくともほとんどの場合、症状を軽減することができます。

とはいえ、長年のくせはなかなか抜けないものですし、不自然な姿勢が習慣化してしまっている人の場合、とくに肩甲骨まわりが硬くなり、可動域が狭くなってしまっています。そのため、胸を張った正しい姿勢をとることができません。その結果、骨盤にもゆがみが生じてしまいます。

そこでまず、「肩甲骨チェック」をしてみましょう。あなたは、後ろで組んだ手を、まっすぐ伸ばしたまま、どこまであげることができますか？　床と平行になるまであげられれば、満点です！　ちょっと硬いなと感じた人は、気がついたときに、このチェックをエクササイズとして繰り返すようにしていれば、徐々にやわらかさを取り戻し、上体のゆがみが解消され、胸を張った美しい姿勢がとれるようになります。

★ベジタサイズ「豆の木エクサ」で、さらに肩甲骨まわりをほぐしましょう（156ページ参照）。

肩甲骨周辺の筋肉がほぐれると内臓機能も活発になり、エネルギー代謝のよい身体がつくれます。

また、肩甲骨周辺をやわらかくすることで、骨盤のゆがみがなくなります。そ

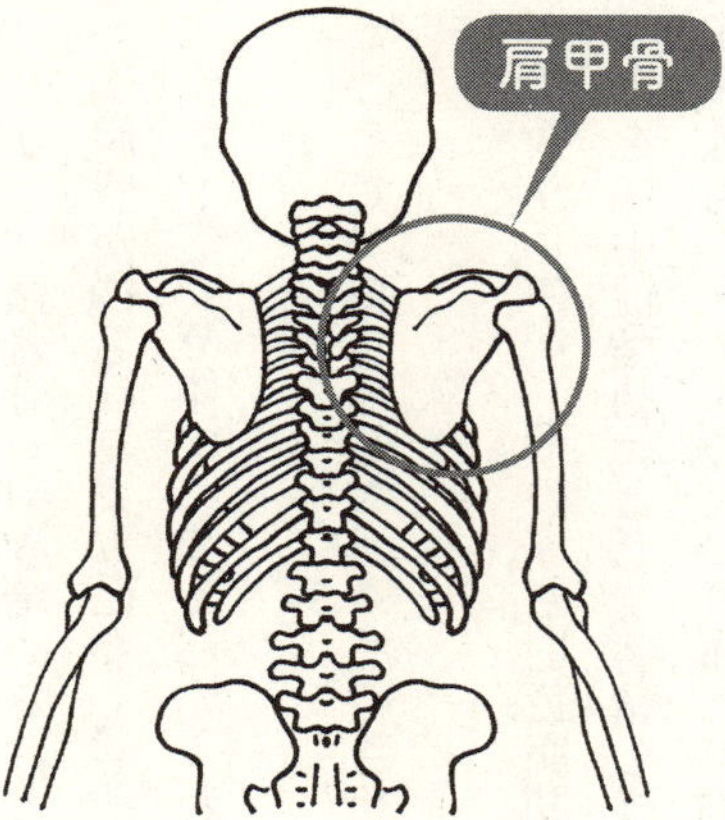

して骨盤を整えることで頭蓋骨が引き締まり、食欲をコントロールできるようになるという効果も期待できます。頭蓋骨がゆるむと満腹中枢の感度が低下してしまうといわれています。その結果、ダイエットしたいのに、ついつい〝ながら食い〟をしてしまうことにもなってしまいます。しかし、頭蓋骨を引き締めることで満腹中枢の感度がよくなれば、少しの量でも満腹感が得られるようになり、その結果として食欲のコントロールができて、〝やせやすい身体〟になるというわけです。

さらに、エクササイズとして肩甲骨を動かすことで、脂肪を効率よく燃焼させることもできます。

脂肪には「白色脂肪細胞」「褐色脂肪細胞」がありますが、そのうち白色脂肪細胞は、全身に存在しており、余ったエネルギーを「中性脂肪」として蓄積します。この白色脂肪細胞は、とくに下腹部・お尻・太もも・背中などに分布しており、肥満の原因となります。

それに対し、「褐色脂肪細胞」は、首筋・ワキの下・心臓・腎臓の周囲に加え

褐色脂肪細胞が存在する部分

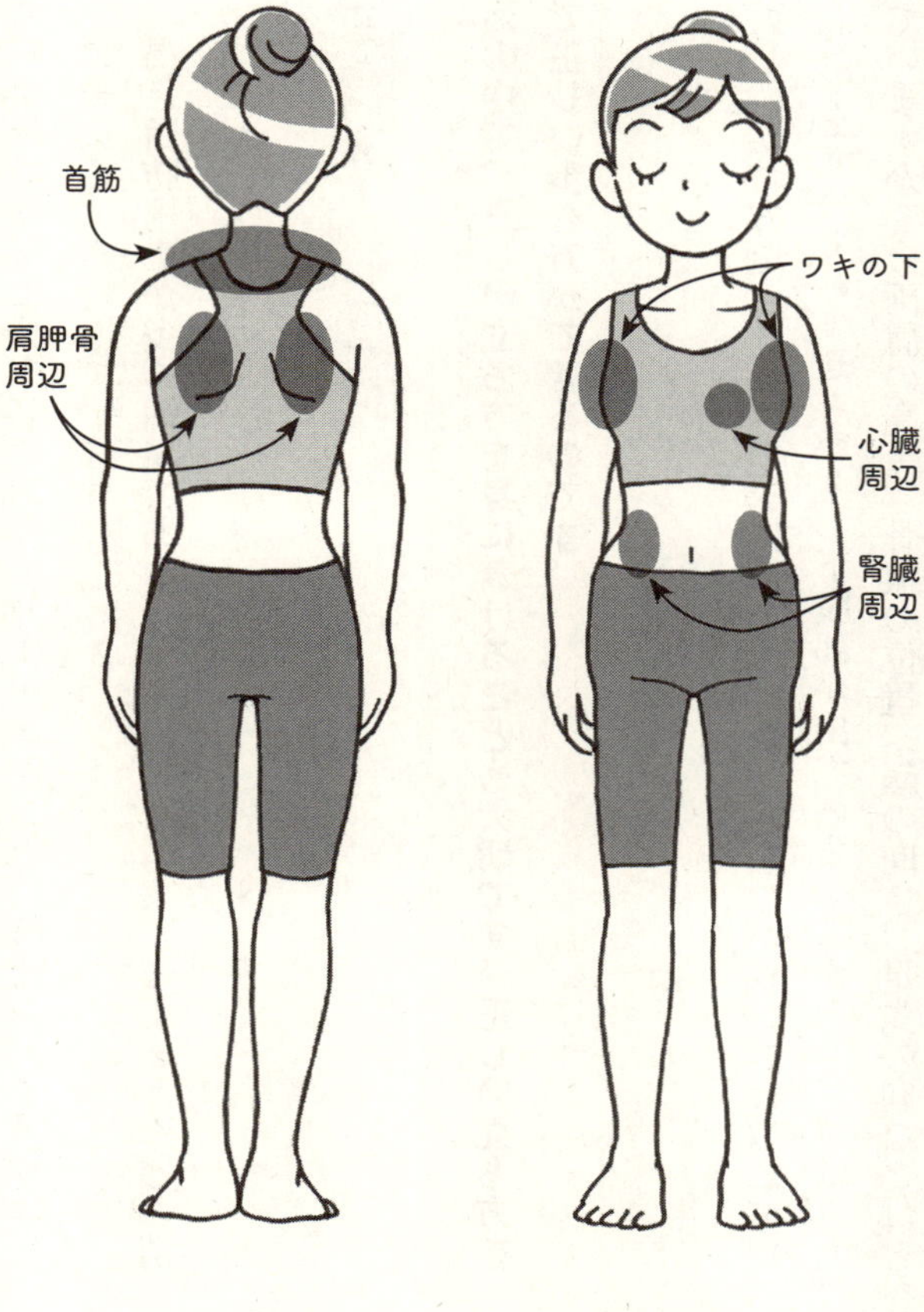

て、とくに肩甲骨の周辺に分布しており、サーモニゲンというタンパク質がエネルギーを熱に換える働きをしています。

つまり、褐色脂肪細胞が多く活発であるほど、過剰なエネルギーをどんどん消費してくれるというわけです。

⑤芽生えをイメージして立つ

日常生活の中で、正しい立ち方を身に着けることも大切です。正しい立ち方をすることで正しい歩き方ができるのです。

美しい正しい立ち方を136ページに示しました。左右のバランスは取れていますか？　背中を丸めていませんか？　下腹部が出ていませんか？　アゴはきちんと引いていますか？　両肩の高さ、骨盤の位置、顔の向き、足先の向などはどうでしょうか？

ひとつひとつを意識すると、立つことも大変な作業になってしまいますね。

そこで、立つときは「土の中から芽が出てお日様に向かって双葉を開く」ことをイメージしてみましょう。ひとつひとつをチェックしなくても自然に正しく立つことができるようになります。

大地にしっかり根っこを張って、お日様に向かって真っすぐ伸びる双葉をイメージすることで、ネコ背で湾曲していた背中は自然にきれいなS字カーブを描くようになるのです。

このイメージを忘れないようにして日常生活の折々に思い浮かべるようにします。それだけであなたの姿勢は見違えるほどきれいになるはずです。
★ベジタサイズ「芽生えエクサ」で正しい姿勢をつくりましょう！（152ページ参照）

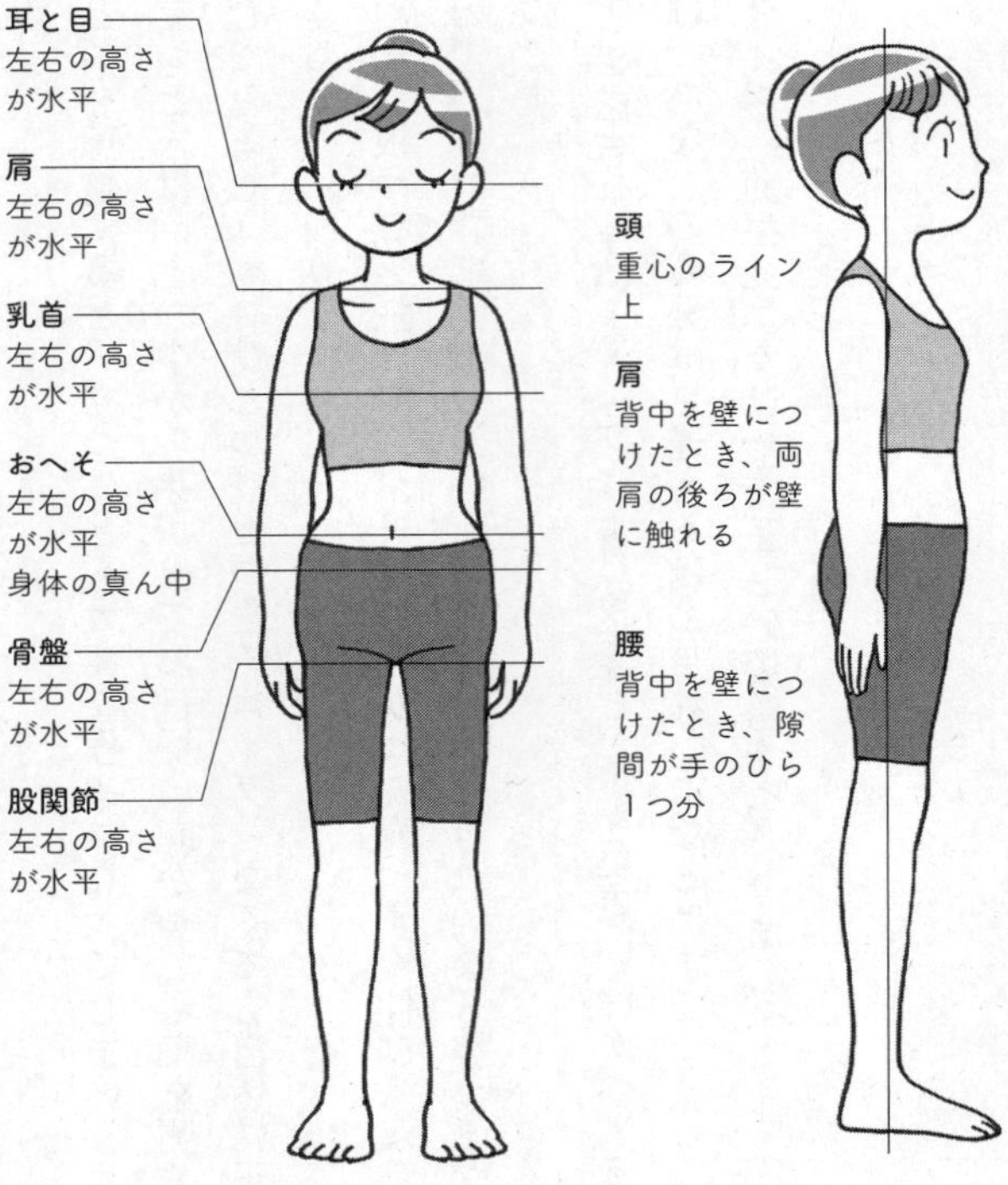
耳と目
左右の高さが水平
肩
左右の高さが水平
乳首
左右の高さが水平
おへそ
左右の高さが水平
身体の真ん中
骨盤
左右の高さが水平
股関節
左右の高さが水平
頭
重心のライン上
肩
背中を壁につけたとき、両肩の後ろが壁に触れる
腰
背中を壁につけたとき、隙間が手のひら1つ分

「歩く」を意識しよう

⑥全身の2／3の筋肉が集まる「足」をまず意識する

人間の身体は不思議なもので、「ここを鍛えるぞ！」と意識すると、その部分が集中的に動くようになるもの。意識するだけで運動効果がアップします。

なんといっても、ウォーキングは健康維持に最も適した運動のひとつで、最近では、アルツハイマー病の予防効果が高いことも認められています。

私たちにとって、「歩く」という行為はごく日常的なものです。その歩くという動作を運動として活用することで、健康になれるのですから、そんないいことはありません。

それに加えて、歩くことは運動量を増やすのにとても〝効率的な方法〟です。

あなたは、足にどれぐらい筋肉があるのかご存じですか？

足には、なんと全身の筋肉の3分の2が集中しています。つまり、それら多くの筋肉が歩くことで鍛えられることになり、高い運動効果が得られるのです。

とはいえ、やたらと長時間歩いたり、歩数を増やしたからといって、いい効果は得られません。たとえば、ズルズルと足を引きずるように歩いていては、何時間経っても決していい運動にはならないばかりか、ヒザや股関節を痛めてしまいます。

それよりも、質の高い歩き方を身につけることです。そして、そのためには、まず「筋肉」を意識することが必要となります。

歩くときに、自分の筋肉がどう動いているかなんて、まったく意識したこともないという人でも、ゆっくり歩きながら意識を集中させれば、太ももの筋肉やふくらはぎの筋肉が伸びたり縮んだりしているのがわかるはずです。

実は、この〝意識する〟ということがとても大切です。意識するかしないかで、その効果が大きく違ってくるからです。

人間の身体は不思議なもので、「ここを鍛えるぞ！」と意識すると、その部分が集中的に動くようになるものだからです。

⑦とくに「ふくらはぎ」の筋肉を意識しよう

ふくらはぎは「第2の心臓」です。そして、筋肉は退化することはあっても、老化することはありません。だから、歩くことで〝退化〟を防ぐ必要があるのです！

では、歩くとき、とくにどの筋肉を意識すればいいのでしょうか。

それは「ふくらはぎ」です。歩くとき、主として下半身の筋肉を使うのは当然ですが、その中でもふくらはぎの筋肉を意識してみましょう。

というのも、ふくらはぎは「第2の心臓」と呼ばれるほど、血液の流れに影響を与えている筋肉だからです。

私たちの血液は、心臓のポンプ作用で全身に送られていますが、重力の関係でどうしても下半身にたまりやすくなります。その血液を心臓へ送り返すとき、ふくらはぎがポンプのような働きをしているのです。

みなさんもご存じの通り、心臓から送り出された血液は動脈を通って全身に行き渡り、その後、静脈を通って心臓に戻ります。

その静脈には血液の逆流を防ぐ弁がありますが、筋肉が収縮して静脈が圧迫されることで、ミルクを搾るような動きが生じて血液が心臓に送り返されることになります（この筋肉のポンプ作用による血液の還流をミルキングアクションと呼びます）。

つまり、歩行によってふくらはぎの筋肉を運動させることで、血流がよりスムーズになるというわけです。

また、私がここで声を大にして言いたいのは、筋肉は「老化」ではなく「退化」するということです。

人は年齢を重ねるにつれて、徐々に歩行が困難になるとされています。確かに、多くの人が年をとるにつれて、歩くのがつらいと訴えるようになり、「老化だからしかたがない」と思っています。

でも、そうではありません。老化するから歩けなくなるのではなく、退化するから歩けなくなるのです。

それをみごとに証明しているのが、２０１３年5月に、３度目のエベレスト登頂を史上最高齢の80歳で成功させた三浦雄一郎さんでしょう。

三浦さんは、不整脈という持病を持ちながらも、日々、自らを鍛えることで筋肉が退化することを防いでいるばかりか、若い人たちに負けないほどすばらしい筋肉をつくり上げることに成功しています。

私たちは、ともすると、もう年だからとか、老化現象だからといって、歩けなくなることに甘んじてしまいがちです。

三浦さんほどがんばる必要はありませんが、薬に頼らない健康な身体を自分のものにするためにも、生活の中にウォーキングを取り入れて、筋肉の退化を防ぐことが何より求められているのです。

１２１ページで、私たちの何十兆個もの細胞は、私たち自身がコントロールしているのではなく、そのひとつひとつが自分の意思で動いているというお話をしました。そういう意味では、筋肉も「いま、あなたに働いてもらっているよ」と話しかけられればうれしいはず！　私たちだって、「自分のことを気にかけてくれている」と思ったら、がんばって

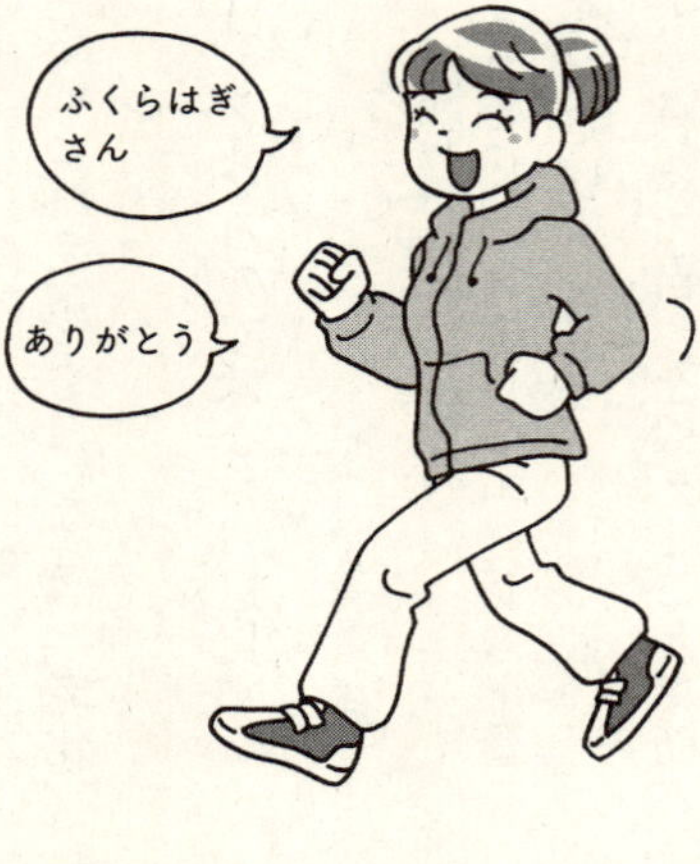

「ふくらはぎ」を意識して歩きましょう！

動きますよね。その通り、意識すれば、筋肉はきっと応えてくれるものなのです。

★ベジタサイズ「麦ふみエクサ」で、ふくらはぎ、足首を鍛えよう！（１６０ページ参照）

⑧「手足の使い方」を変える

大切なのは、歩く「量」ではありません。「質」が大切です。正しい姿勢と歩き方を身につけて、薬に頼らない健康な身体をつくりましょう。

さて、ここで気をつけてほしいことがあります。歩き方にも正しい歩き方と、そうではない歩き方があるということです。

せっかく「よし、今日から１万歩歩こう」と決意しても、間違った歩き方をしていては、健康になるどころか、ヒザや腰に負担をかけて、それこそ〝歩けない身体〟になってしまいます。

ですから、これまでの自分の歩き方をチェックして、まず正しい歩き方に変えることが必要です。ここで、正しい歩き方を紹介していきましょう。そのポイントは次の2つです。

▼ポイント① 「右手・左足＋左手・右足」ではなく「右手・右足＋左手・左足」

まずは、「歩くときのペア」を換えましょう。

そう言うと、「えっ、私はこれまで主人と歩いていたんですが、誰と歩けばいいんでしょう……」と聞かれそうですが、もちろん、そんなことではありません。

私たちは、右手と左足、左手と右足をペアにして歩くことを教わってきました。右手と左足を前に、続いて左手と右足を前にと、交互に出す歩き方です。

でも、実はこれは、猫背になる歩き方なのです。実際にやってみるとわかりますが、片手を前に出すと同時に、逆の足を前に出すという意識で歩くと、どうしても姿勢は前傾します。そのため猫背になってしまうわけです。

▼ポイント②「手を前に出す」ではなく「手を後ろに引く」

では、どうしたらいいのでしょうか。そこでポイント②です。

出す足と同じ側の手を引きましょう。

実際にやってみるとわかりますが、手を後ろに引くことによって、確実に胸を張る姿勢になるはずです。

「手を前に出す」ではなく、「手を後ろに引く」ことを意識するだけで、きれいな姿勢がとれるようになりますよ。

事実、私自身、かつてはひどい猫背で、頭痛や肩こりにさんざん悩まされたことは前述した通りですが、ウォーキングを学び、正しい姿勢を心がけるようになったら、たちまち症状が消えてしまいました。

また中には、姿勢に気をつけるようになったら、1ヵ月で3kgやせた方もいま

ダメな歩き方と正しい歩き方

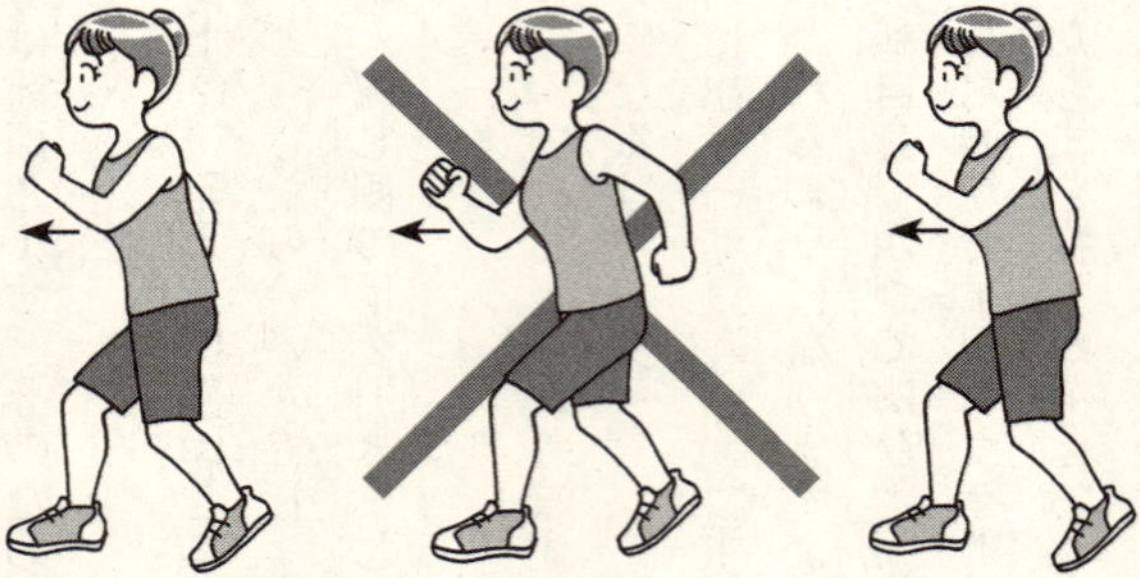

片手を前に出すと同時に、逆の足を前に出すという意識で歩くと、姿勢が前傾してしまいます。

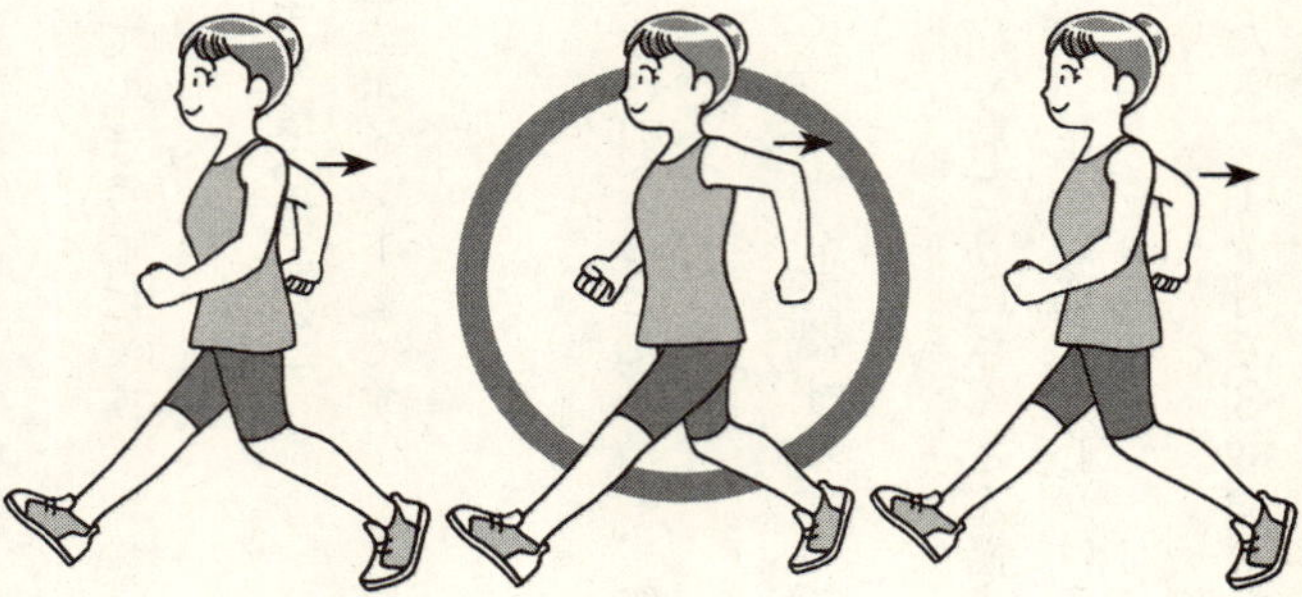

出す足と同じ側の手を引くように意識しましょう。胸を張った正しい姿勢がとれるようになりますよ！

す。身体の軸を中心でとらえることができるようになり、長年苦しんだ股関節の痛みから解放された方もいます。

姿勢を正し、健康な身体になって新陳代謝をよくすることで、そんな効果も得られるのです。

⑨1日300歩、2～3分だけ歩きの「質」を上げる

ウォーキングにノルマなんてありません。楽しみながら続けてこそ長続きするもの！　量よりも質です。質の高い歩きを意識してみましょう。

どんなエクササイズでもそうですが、イヤイヤやっていたのではいい効果は得られません。ウォーキングも楽しみながらやらなければ、ストレスになるばかりで逆効果です。

たとえば、私が「ウォーキングはいいですよ」と言ったからといって、歩数計を買ってきて、毎日1万歩歩くのを自分のノルマにする人がいます。

もちろん、その数字を達成することが楽しくて仕方がないというのならまったく問題ないのですが、数字を達成できなかったことにストレスや罪悪感を覚えるような人もいます。

そうなると、せっかくはじめたウォーキングも、長続きしませんし、歩くことが苦痛になってしまいます。

ウォーキングにはノルマなんて設定しなくたっていいのです。

ウォーキングは量より質！　それも、1日300歩、2〜3分だけ質の高い歩きを意識するだけで十分！

タイミングも、ふっと思いついたときでOK。いつでも、どこでもできるのが、ウォーキングのいいところです。

とはいえ、これまで歩き方を意識していなかった人にとって、すぐに正しく、美しく歩くことは難しいかもしれません。

そこで次に、私が考案したエクササイズ〝ベジタサイズ〟を紹介しましょう。いずれも簡単な運動ですから、まず、〝ベジタサイズ〟で正しく歩くための筋肉の動かし方を覚えてほしいと思います。

Let'sベジタサイズ！

野菜のようにイキイキとした身体を手に入れましょう！

〝ベジタサイズ〟はスクスク成長する野菜をイメージしてつくったエクササイズです。ポジティブな気持ちで運動することで、エネルギー代謝がよくなり、体温も上昇して免疫力アップにつながります。

伸ばす、ひねるという動きが多いので、内側の筋肉（インナーマッスル）に刺激を与えることができます。外側の筋肉を鍛えると太くて硬い筋肉がついてしまいますが、インナーマッスルなら鍛えても大丈夫！　よりしなやかで、引き締まった身体をつくることができます。

そのうえ、インナーマッスルはいったんついたらなかなか落ちません。外側の筋肉が普通預金だとしたら、インナーマッスルは積立預金のようなもの。身につけるためには、地道な積み重ねが必要ですが、いつの間にか増え、若々しい身体が維持できるのです。

では、１５２のページから、３つのエクササイズを紹介します。

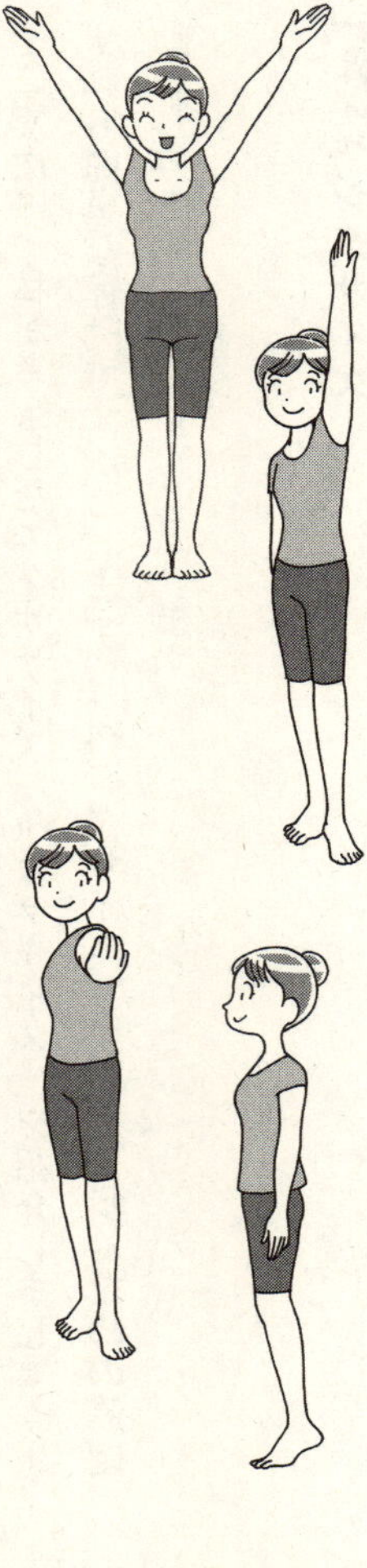

肩甲骨チェック

1　手を後ろで組む

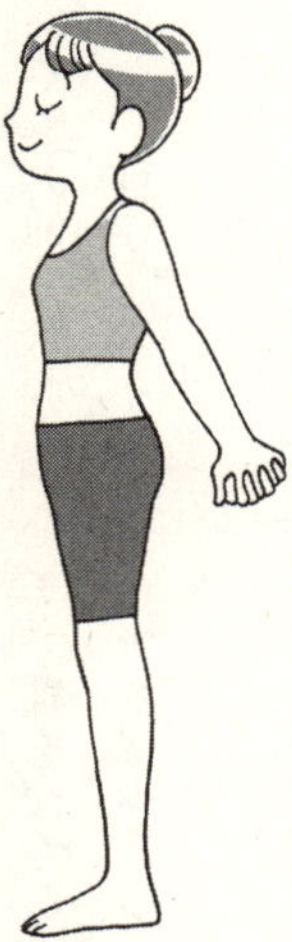

1．まっすぐに立って、両手をお尻の後ろで軽く組みましょう。背筋を伸ばして、肩甲骨をできるだけ寄せるようにします。

2　腕を伸ばしたまま上げる

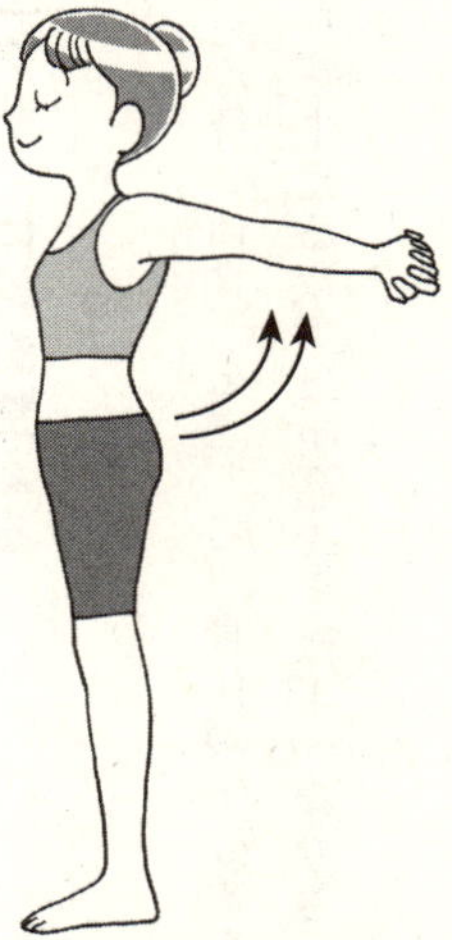

2．手を組んだまま、両腕を曲げないようにゆっくりと上げてみましょう、どこまで上がるかをチェックします。両腕が床と平行になるまで上がるようになればOKです。

★「肩甲骨チェック」の動きを繰り返せば、それだけでりっぱなエクササイズになります。時間や回数は気にせず、思いついたときに数度繰り返すだけでも効果がありますよ。

芽生えエクサ　体幹を整える

背骨を支える骨（仙骨）を立てて、身体の中心線を整え、正しい姿勢をつくります。種から芽生える双葉は生命の象徴！　なりきることで、気持ちも元気になれます。

1　両脚をそろえて、まっすぐに立つ。

2　両手を軽く胸の前で合わせて、手で種をつくる。次にヒザを曲げ、中腰になる。そのとき、種が土の中にあることをイメージする。

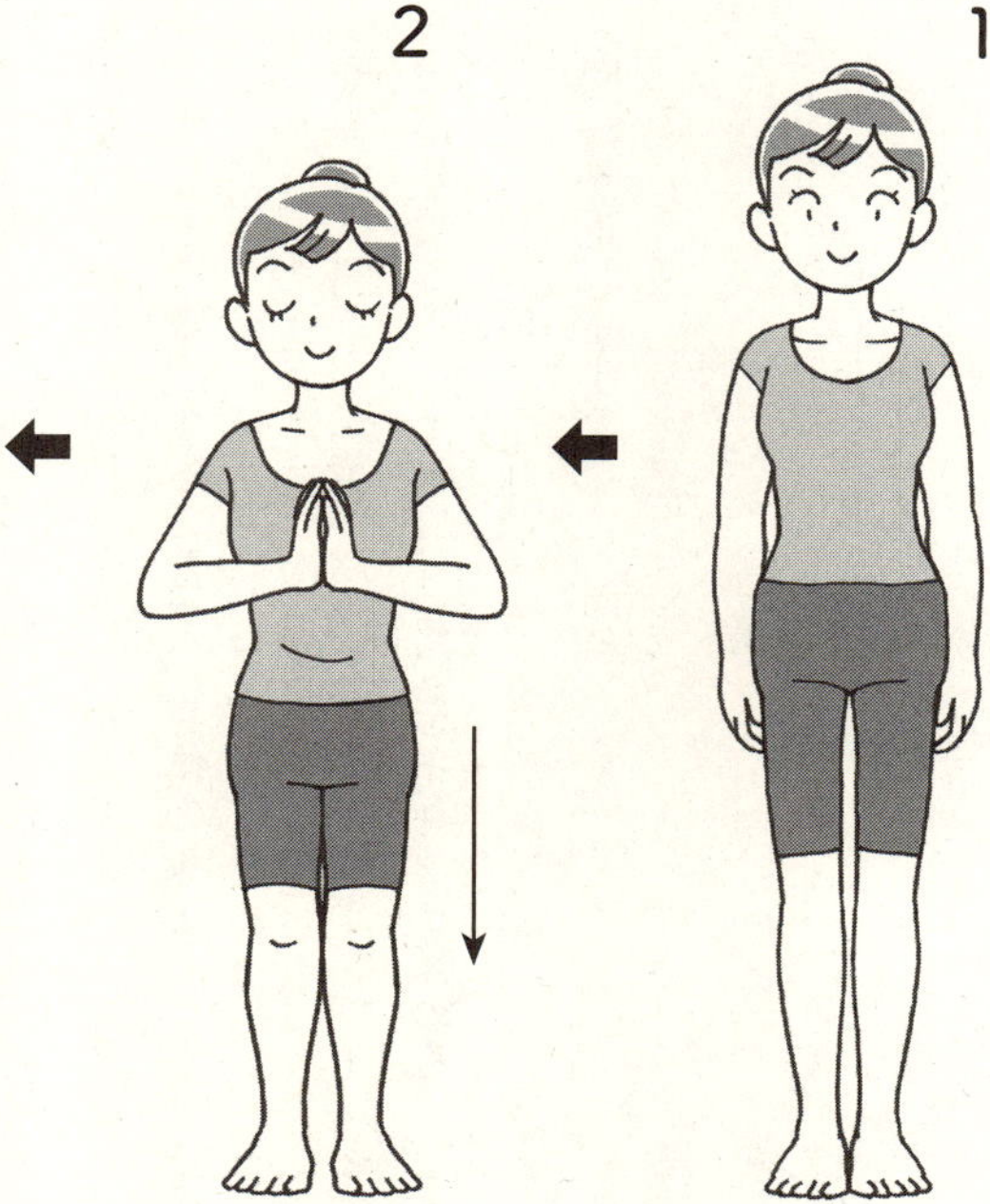
2
1

3　両脚を伸ばし、腕は上に向かってあげ、できるだけ高い位置を目指す。種が土から顔を出し、芽が出てお日さまに向かってまっすぐ伸びるイメージ！　まっすぐに伸ばすことを意識することで、身体の軸をしっかりさせる。

4　両腕を90度程度に開く。双葉がパッと開くイメージで！　そのとき、大地に根っこがしっかり張るイメージで、お尻をキュッと締める。

★1〜4を3回繰り返します。

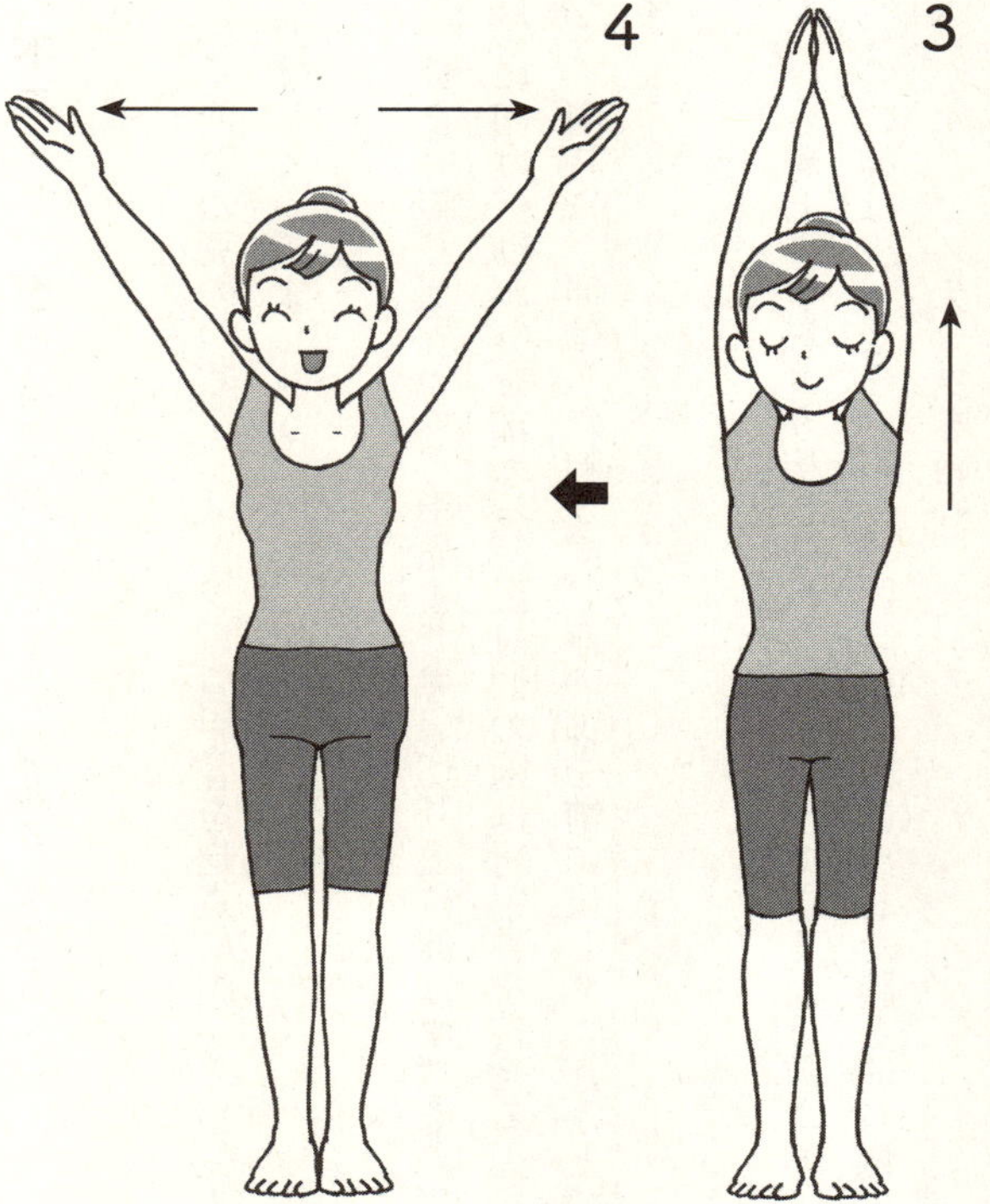
4
3

豆の木エクサ　肩甲骨まわりをやわらかくする

勢いよく伸びる豆のつるをイメージ。肩甲骨を起点に腕から指先までをひねりながら伸ばしていきましょう。

1　肩甲骨まで腕だと思って、指先まで思い切り上に伸ばす。その際、手のひらを外側に向け、ひねりを加える。反対側の腕は肩甲骨を寄せるように少し後ろに引く。同時に、伸ばした腕と同じ側の脚を前に出して、かかとでステップを踏む。

2　手のひらが上になるよう腕をひねりながら、できるだけ前に伸ばす。そのとき反対側の腕は少し後ろに引く。同時に、前に出した腕と同じ側の脚を前に出して、かかとでステップを踏む。

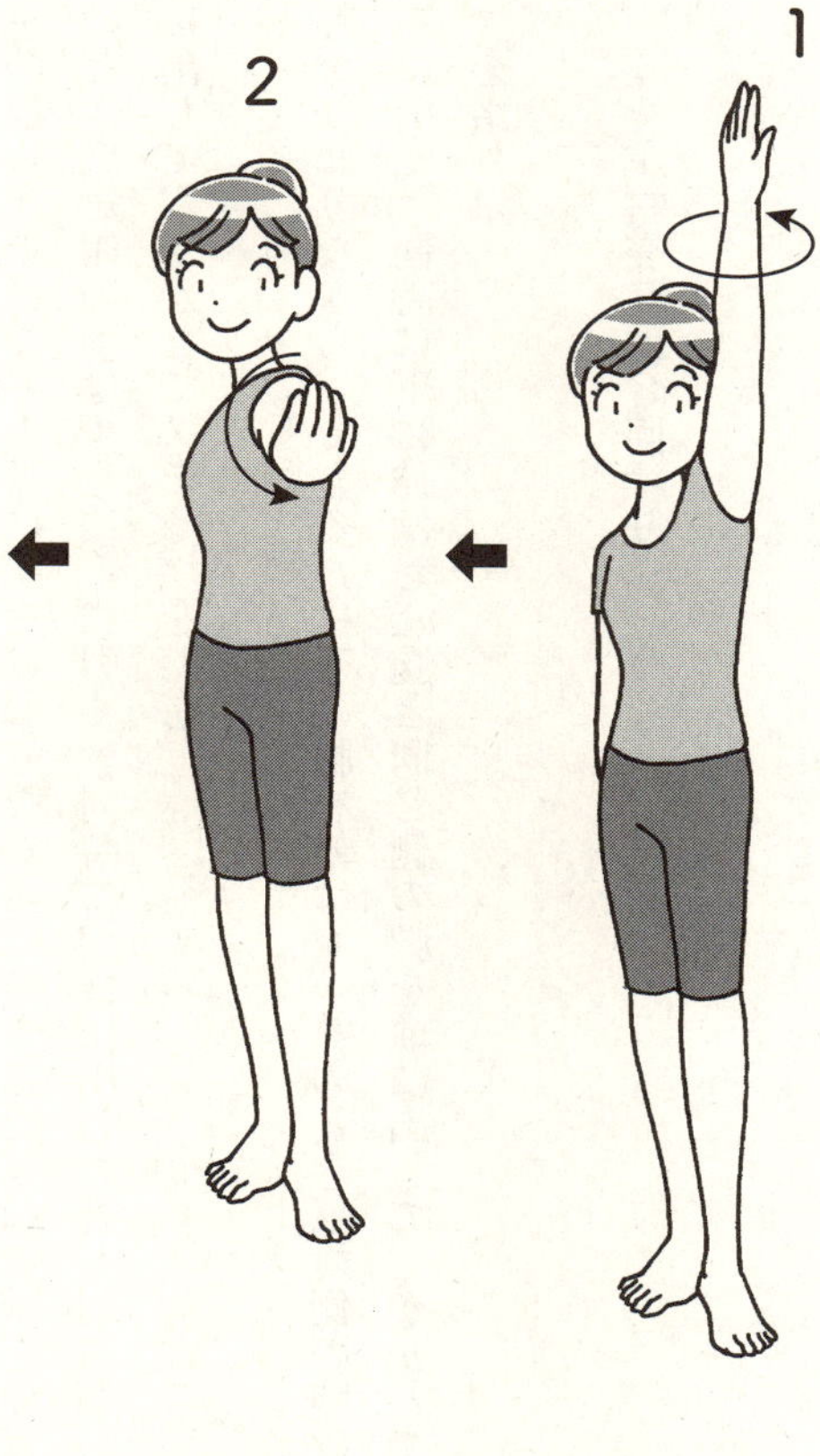
1
2

3　手のひらが上になるように腕をひねりながら、できるだけ横に腕を伸ばす。そのとき反対側の腕は少し後ろに引く。同時に、横に出した腕と同じ側の脚を前に出して、かかとでステップを踏む。

4　腕をひねりながら、できるだけ下に腕を伸ばす。そのとき反対側の腕は少し後ろに引く。同時に下に伸ばした腕と同じ側の脚を前に出して、かかとでステップを踏む。

★1～4を左右交互に8回繰り返しましょう。

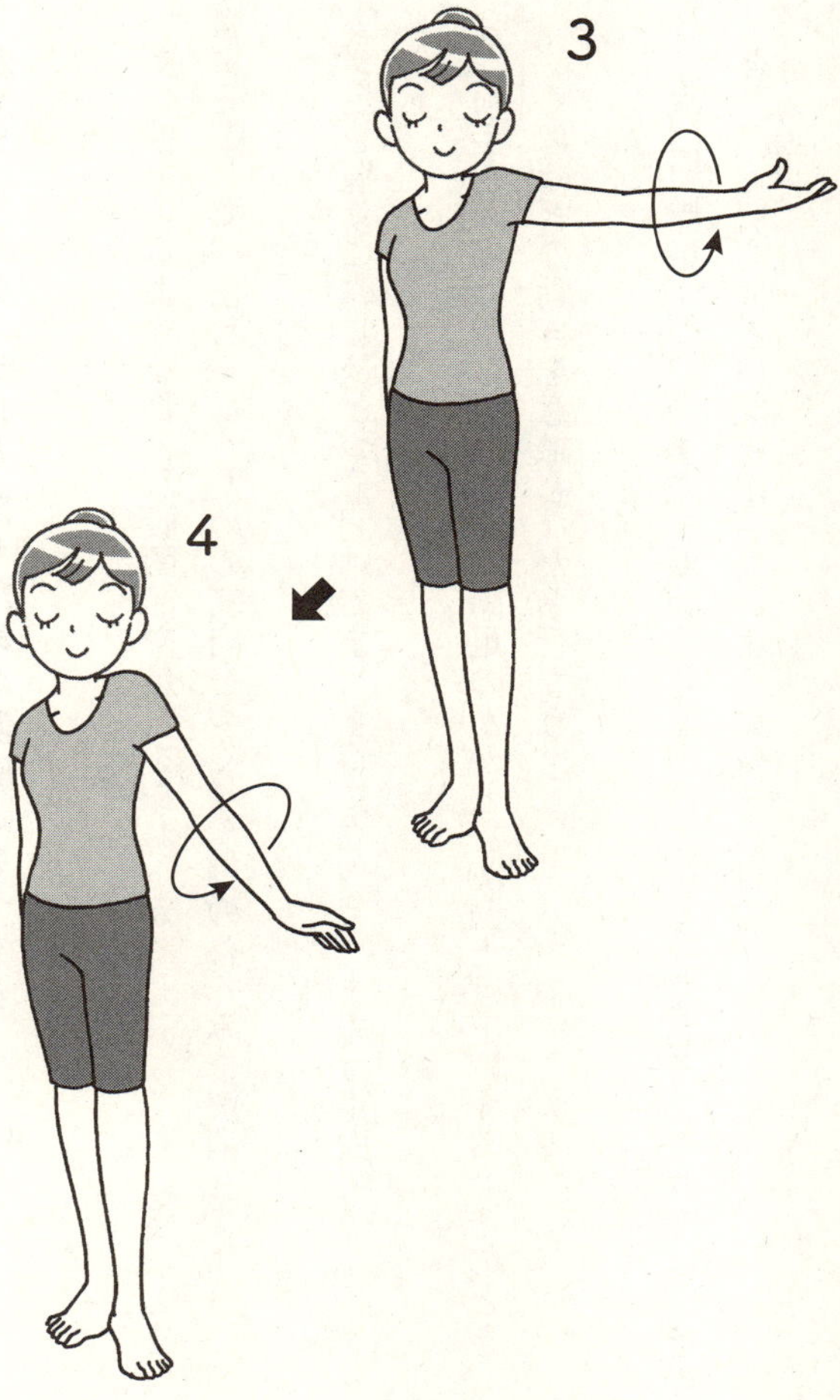
3
4

麦ふみエクサ　美しく歩くための健康脚をつくる

麦踏みをするような動きが股関節や足首をやわらかくし、ふくらはぎなどを刺激することで、正しく歩くための筋肉をつくり、脚のむくみを解消します。

1　足を握りこぶしひとつ分開けてまっすぐに立つ。つま先は正面！

2　両手を両脇にたらしたまま、両足のかかとを30回上げ下げする。そのとき、ふくらはぎの動きを意識しながら行なう。

3　次に、片足ずつ、つま先をゆっくりと上げていく。左右それぞれ30回。そのとき、お尻を後ろに突き出さないように気をつける。

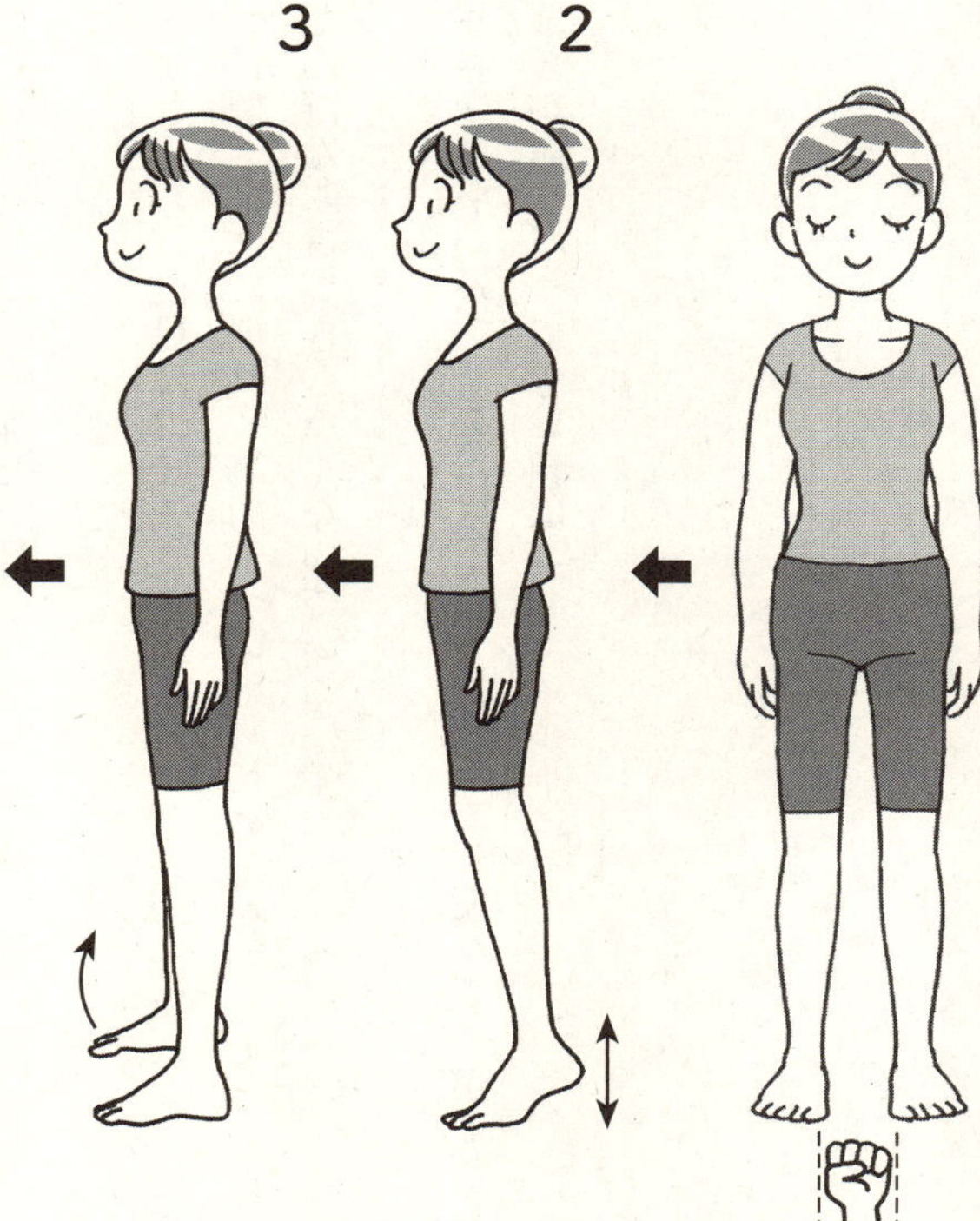
3
2
1

4　続いて、1本の線上に足を前後に開く。

5　前足はかかと立ち、後足はつま先立ちにする。ふらつかないように30秒キープするのが目標。動作に慣れ、筋力がついて身体の軸を中心でとらえるようになれば、だんだんふらつきもなくなっていくはず！

★このエクササイズで、歩くときに「ふくらはぎ」を使うことがよくわかります。ふくらはぎが痛くなってもお顔は「スマイル！」

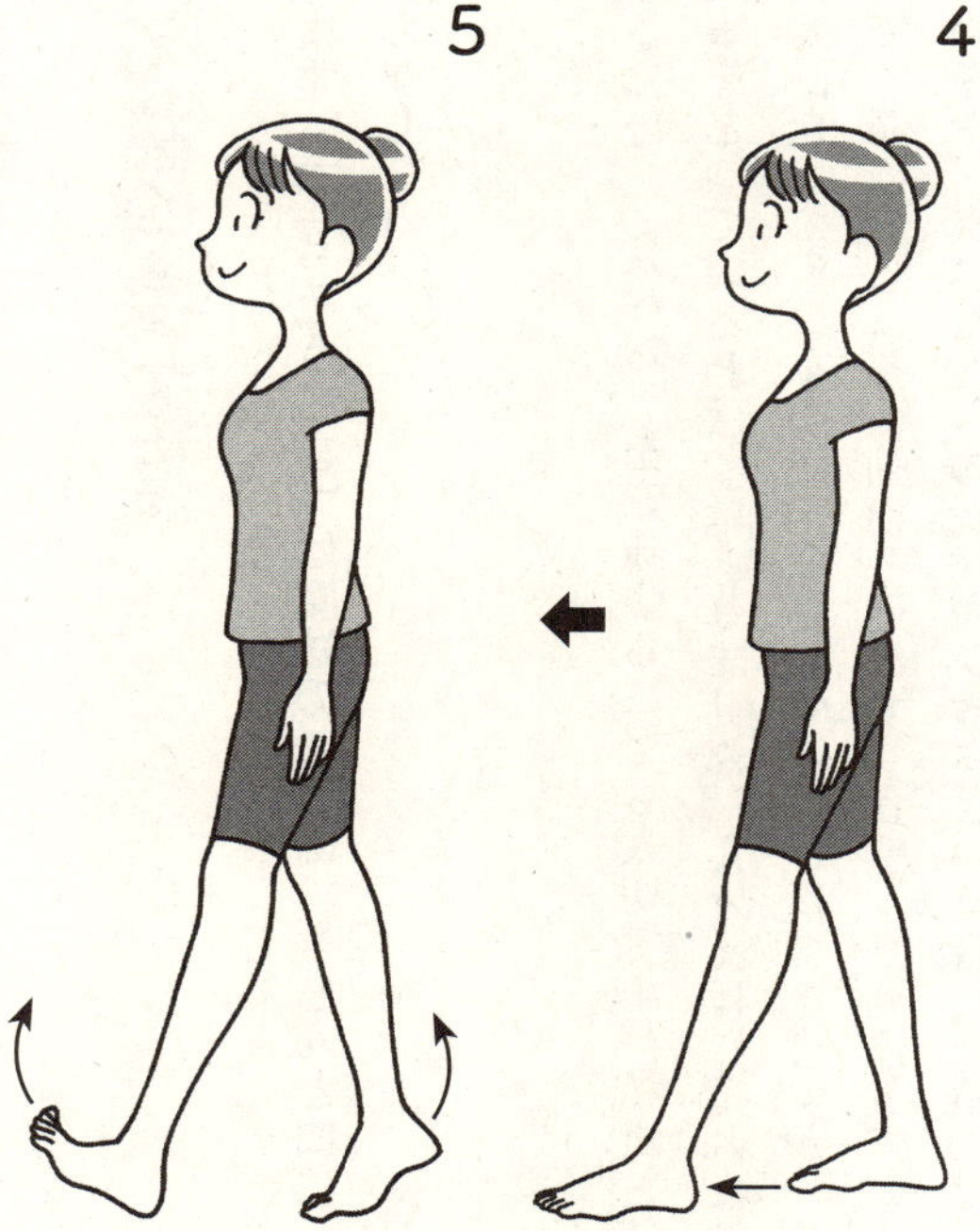
5
4

「食べる」を意識しよう

⑩「エサ」ではなく「食事」をとる

「いただきます」「ごちそうさま」は魔法のことば。きちんと口にして、感謝の気持ちを持ちましょう。

健康になるには、「食べる」を意識することも大切です。私たちは、単に生きるために食事をとっているわけではありません。たとえば、それなりに調整された栄養補助食品だけでもエネルギーを補給することはできますが、それで満足できる人なんていないでしょう。動物と違って〝食感〟が発達している人間は、見た目のきれいさや、食べたときのシャキシャキという音、あるいは舌触り、匂いなど、それこそ、五感をフルに使って食事を楽しむことができます。

食べる楽しさを身体いっぱいに感じられる……それは、まさに人間だけに与えられた特権といってもいいもの。私たちは、その特権をもっと使うべきだと思うし、そうすることで、食のクオリティーが大きく変わっていくのです。

質を高めるといっても、別に高級なものを食べましょうというわけではありません。「もっと、身体にいいもの、身体が欲しているものを食べるようにしましょう」ということです。いまは、加工食品やインスタント食品が大量に販売されていて、ほとんど調理しないですむだけにとても重宝です。でも、そればかりでは、食事の質を高めることなど、とてもできません。

季節に合わせた旬の食材を使い、その特徴を生かして調理するからこそ、栄養のバランスのとれた料理となり、食事の質は上がっていくのです。なにしろ、旬の食材のおいしさはひとしおですし、値段も安く手に入り、経済的。別にお金をかけなくても、食事の質をグンとアップさせることは可能なのです。

人は「エサ」で生きているのではないのです。きちんとした「食事」をしてこそ、ほんとうの健康を手に入れられるということをしっかり意識してほしいと思います。

そのためには、食事に感謝することも大切です。あなたは、食事のときに、声に出して「いただきます」と「ごちそうさま」を言っていますか？ 私がそう聞くと、たいていの人は「言っていますよ」と答えますが、私が見る限り、「いただきます」を言っている人は半分ぐらい、「ごちそうさま」を言っている人は5分の1ぐらいにすぎません。

小さい子どもがいるうちは、子どもといっしょに「いただきます」「ごちそうさま」を口にしているのですが、子どもが成長してくるにつれ、だんだん言わなくなってしまうようです。

でも、この「いただきます」と「ごちそうさま」の文化は、まさに世界に誇るべき日本の食文化なんですよ。

たとえば、キリスト教文化圏の人たちは、食事の前に「アーメン」と神への感謝をささげたりしますが、食事が終わったときには、食器を流しに運んでおしまいです。フィニッシュの言葉がないのです。

それに対して、日本では「いただきます」「ごちそうさま」と言うことで、食べ物になってくれた命や、それをつくってくれた人、運んでくれた人、調理してくれた人への感謝の想いを伝えています。私は、このステキな文化を大切にしていくべきだと思うのです。


この「いただきます」と「ごちそうさま」の効果は、精神的な面だけに限りません。口に出すことで、食事の「オン」と「オフ」がしっかりと切り替わります。

「いただきます」と言って、これから食事をすることを伝えると、私たちの身体は、消化酵素をはじめとする消化のための機能をスタンバイ状態にしてくれます。

一方、「ごちそうさま」と口にすることで、「もう食事は終わりだよ」ときちんと意識して、ダラダラと食べ続ける習慣を防ぐという効果もあります。その結果、暴飲暴食がなくなり、メタボ対策にもなり、ダイエットにもいいというわけです。

私は、このステキな食文化が世界中に広がったらいいな、と思っています。ケニア出身の女性環境保護活動家であった故・ワンガリ・マータイさんが、日本語の「もったいない（MOTTAINAI）」を世界共通語にしてくれたように、世界中の人が「ITADAKIMASU」「GOCHISOUSAMA」を言うようになったら、世界中の医療費がグンと下がると思うからです。「いただきます」「ごちそうさま」は魔法の言葉なのです！

⑪カロリー神話に振り回されない

現代人はカロリーを気にし過ぎです。食品栄養成分表やメニューのカロリーを目安にするのはいいのですが、あまりそれに振り回されてはいけません。

あなたは、食事というと、すぐに「カロリー」を気にしていませんか？「今日はカロリーをとり過ぎたから明日は食事を減らさなきゃ」とか、中には食事のたびに、カロリー計算をしてメモをとる人もいるほどです。

でも、私はあまりカロリーに振り回されないでほしいと思っています。

食品のカロリーってどうやって決められていると思いますか？

いろいろな決め方があるのですが、ごくごく簡単に言うと、食べ物1gをバーナーで燃やして、それが灰になるまでにどれだけの熱量（カロリー）が生じたかで、決められています。

ちなみに、この食べ物を燃やして出てくる熱量は「物理的燃焼エネルギー」と呼ばれるもので、実際に体内でエネルギーとして使われるカロリーとは微妙に異なるため、補正が必要です。

そして当然のことですが、そうやって決められているカロリーが、そのまま私たちの身体に取り込まれるわけではありません。私たちの身体は機械ではありませんから、食べたものがボウボウ燃えて、食品栄養成分表やメニューに示されるカロリーになっているわけではないのです。

確かに、カロリーを過剰にとり過ぎると、体内で余った栄養物質が「脂肪」に変わり、いわゆる「肥満」の原因となってしまいます。しかし、そのプロセスにおける効率は人それぞれです。

たとえば、タンパク質は「プロテアーゼ」、脂肪は「リパーゼ」、糖質は「アミラーゼ」などの消化酵素によって分解され、そのときに生じるエネルギーで生命活動を支えています。

ただし、その効率は人によって違います。

消化酵素がたくさん出る人は、カロリーが高いものを食べてもどんどん分解されていきますが、あまり出ない人は、なかなか分解が進まず、余った栄養物質が脂肪となって蓄積されていってしまいます。

同じ量を食べていても、太ってしまう人もいれば、スリムな体型を維持している人もいるのは、そのためです。

このように、消化・分解能力に差が出るのは体質の違いによる理由だけではありません。精神的な影響も少なからず受けています。

たとえば、上司に「今日はおごってやるよ」と言われて、喜んでついていったのに、仕事のことで怒られたりしたら、どんなすごい高級料亭の食事もろくに喉を通らないでしょう。

交感神経がひどく緊張して、唾液も出なくなり、口の中はパサパサになってしまいます。そんなときは、胃の中の消化酵素もシュンとして、食べものの消化・分解の効率もうんと悪くなっています。

一方、大好きな人とならどんな料理だっておいしいと感じますし、たくさん食べても胃がもたれるようなことはありません。

つまり、同じカロリーのものを食べても、食べ方やそのときの状況によって、身体の中で行なわれている消化・分解のプロセスは大きく変わってしまう……食品栄養成分表やメニューに書かれているカロリーが、そのまま自分の体内でカロリーになってしまうわけではないのです。

もちろん、食品栄養成分表やメニューのカロリーを、ある程度の目安にするのはよいですが、「それに振り回されてはいけませんよ」ということです。暴飲暴食がいけないことは言うまでもありませんが、ゆったりした気持ちで、食事を楽しむという意識を持つことが大切です。

⑫極端な「ダイエット法」は避ける

繊維質の摂取量の減少が便秘の原因となり、腸内バランスを崩しています。とくに極端なダイエット法は免疫機能を著しく低下させるので十分注意しましょ

う。

農林水産省の発表によると、2014年度のわが国の食料自給率は39％（カロリーベース）で、5年連続の40％割れ、1965年の73％と比較すると、ほぼ半分に落ちています。そして、この原因は自給率の高いコメ消費量が年々減少し、洋食化によって自給率の低い肉や油脂の消費量が増えたことが大きい、としています。

私たち日本人は、食事のことを「ごはん」といいますよね。お母さんが食事のときにお子さんを呼ぶときも、主食がパンでもラーメンでもスパゲティでも「ごはん、できたわよー!!」ですね。

私は、日本人の粘り強くおだやかな性格は昔から日本の温暖・多湿な風土で育った「お米」を食べてきたからだと思っています。お米は私たち日本人の命の源です。

ところが、徐々に食生活が変化して、お米やイモ類の消費量がどんどん減ってきています。そして、それとともに、便秘を訴える人が増えているようです。その原因は、炭水化物の摂取量が減るのにともなって食物繊維の摂取量が減っていることや、ダイエットにあるという指摘もあります。

こんな話を聞いたことがあります。

第2次世界大戦のとき、米軍が退却していった日本人陣地の便所跡を調べました。便の量でだいたい何人ぐらいの兵力があるのかを調べるためです。すると、大量の便が発見されました。そこで米軍は日本軍の兵力はかなりの数にのぼると判断、さらに武器や兵員の増強に努めたのですが、実際の日本軍の兵力はその予想よりはるかに少なかったというのです。

ちなみに、米軍は米国人の平均である150gで計算したのですが、日本人は400g近い便をしていたので、実際より2倍以上の兵力が残っていると計算してしまったというわけです。

この話は決して笑い話ではありません。事実、戦争直後の日本人は、繊維質を1日27gも摂取していました。だから、いっぱい便を出していたのです。ところが、いまや12gほどしか摂取しなくなっています。その結果、便通がスムーズにいかなくなり、便秘を訴える人が急増したのです。

とくに女性はやせたい一心で、極端なダイエット法に挑戦する人が少なくありません。最近も、炭水化物ダイエットがブームになりました。炭水化物を徹底的に抜こうというダイエット法です。カロリー等はしっかり考えたダイエット法のようですが、問題なのは、それでは腸をいい状態に保つために必要不可欠な食物繊維の量が十分にとれなくなるということです。

それでは、腸内バランスを著しく変えてしまい、善玉菌がうまく育たなくなってしまいますし、免疫力もどんどん落ちてしまいます。

私は、「なんでもいき過ぎることはよくない」と前述しましたが、何かを過剰に制限したり、過剰に摂取したりするようなダイエット法は絶対に避けるべきだと思っています。そんな方法は〝自然〟なことではありません。

たとえば、食事を極端に制限する一方で、不足する栄養素を補うためと称して、大量のサプリメントを服用する人も見かけますが、それも健康のことを考えると、できれば避けたいことです。

サプリメントも薬と同じで、私たちの身体にとっては異物である合成化合物です。なんらかの副作用が出るリスクは決して小さなものではありませんし、仮に、特定の栄養素を摂取することはできたとしても、それ以上に身体に大きな負担をかけることになります。どうしてもサプリメントで補わなければならないとしたら、できるだけ自然なものを選んでくださいね。

バランスよく、いろいろな食材を使った料理を食べ、生活に適度な運動を取り入れる……それがダイエットの王道であり、薬に頼らない身体をつくる第一歩であることを忘れずにいてほしいと思います。

⑬食べ物は「自然か」「不自然か」で考えよう

「身体にいいから」と好きでもないものを食べる必要はないのでは？　自分にとって「自然か」「不自然か」で食べるものを決める……そんな選択肢もあるのです。

あなたは、牛乳は健康にいいと思っていませんか？　学校給食だけでなく、病院の食事にも必ずついてきますから、「身体によいもの」と考えるのは当然のことですよね。

でも、どこか不自然だと思いませんか？

確かに人間の赤ちゃんは母乳で育ちます。でも歯が生えてきたら、離乳して、ふつうの食べ物を食べるようになっていきます。

牛だってそうです。赤ちゃん牛はお母さん牛のお乳で育ちますが、歩けるようになったら、お母さん牛に教わらなくても自分で草を食べるようになります。それが自然の姿です。

地球上には100万種を超える動物がいるとされ、そのうち哺乳類だけで5000種を数えますが、その中で、違う動物のおっぱいを横取りしている種がいます。どんな動物かわかりますか？

そう！　それが私たち人間です。しかも、大の大人も「おっぱい」を飲んでいるのです……。私には、それがどう考えても不自然なことのように思えてなりません。小さいときから、「牛のおっぱいは身体にいい」と言われて、信じ切っているのではないでしょうか？

私たちが飲んでいる牛乳の多くは、高熱殺菌されてタンパク質が変性しているし、病気予防のために、乳牛に与えている飼料には抗生物質が混入されているという指摘もあります。

また、牛乳は骨粗しょう症にいいとされ、高齢者に牛乳を飲むようにと盛んに推奨されています。

でも、たとえば、フィンランドやカナダなどの酪農圏では、多くの人々が牛乳を飲んでいるにもかかわらず、骨粗しょう症の患者さんが他国と比べて多いという調査結果も出ています。

日照時間が短いためではないかという説もありますが、いずれにしても、牛乳を飲んだら骨粗しょう症の予防になるというのは眉唾です。

もちろん、牛乳が大好きだという人もいるでしょうし、そんな人が牛乳を愛飲するのはいっこうにかまわないと思います。しかし、好きでもないのに無理をしてまで、「身体にいいから」という理由で牛乳を飲む必要があるのでしょうか。

骨粗しょう症を予防するのなら、小魚など代わりになるものはいくらでもあるはずです。

私は自分の身体がそれを欲しているかどうか、自然な気持ちで食べるものを判断するべきだと思っています。

お魚を見て、自然に「ああ、食べたいな」と思う人もいれば、お肉を見て、がぜん食欲がわいてくる人もいます。それも日によって変わっていくかもしれません。そんな自然な気持ちを大切にすることです。

そして、「ああ、食べたい」と思うものを選ぶことで、食事が楽しくなり、よりおいしく食べられ、免疫力がどんどん高まっていくのです。

そういう意味で、自分にとって、「自然か」「不自然か」をしっかり受け止められる感性を身につけてほしいと思います。

また、私は食べ物を選ぶとき、形のあるものを基本にすべきだと思っています。たとえば魚でも、何が入っているかわからない練り物より、1匹丸ごと買ってきて、それを調理して食べたいですね。

練り物になってしまうと、いったいどんなお魚のすり身なのかまったくわかりませんが、丸ごと1匹なら安心ですし、私たちの身体が必要としている栄養素をしっかりとれると考えられるからです。

それに、魚の形があれば、どの食材に感謝するべきかが明確になります。私たちは、お金を出して食材を買ってきては、ごく当然のことのように食べています。でも実は、私たちはほんとうに多くの命の犠牲のうえで、自分たちの命をつないでいる存在です。そのことを忘れずに、あらゆる命に対する感謝の心を持つことが大切だと思うのです。

私が食べ物を選ぶとき、形のあるものを基本にすべきだと考えているもうひとつの理由も説明しておきましょう。

私たちが必要とするエネルギー源は、炭水化物、脂質、タンパク質の3大栄養素。それに、ビタミンとミネラルを加えた5大栄養素。そして近年では、それに加えて食物繊維やファイトケミカルと呼ばれる栄養素も大切であるといわれています。

でも実際には、解明されている栄養素なんて半分もないのではないでしょうか。まだ発見されていない大切な栄養素……ごく微量ながら、健康のためには欠かせない栄養素があると推測されるのです。

そう考えると、モノを食べるのなら、「一物全体（いちぶつぜんたい）」（ひとつのものの全体を食べること）を心がけるべきでしょう。たとえば、お米なら精白していない玄米を、魚なら頭から尻尾まで食べる。野菜なら葉っぱから根っこまで食べましょう、ということです。

さらに私は、「身土不二（しんどふじ）」という考え方も大切にしたいと思っています。

その土地、その季節の食べ物が身体に最もいいという教えです。

「食べ物と私たちの身体は分離しているものではなく、そもそもひとつなんだよ。だから、その土地で採れたものが私たちの身体をつくっていくうえで、いちばんふさわしいんだよ」ということです。

たとえば、冬場が旬の、大根、かぶ、れんこん、さつまいも、さといも、ごぼうなどの根菜類は、身体を温めてくれる効果があり、免疫力を高めてくれます。一方、夏場が旬のトマト、なす、きゅうり、ピーマンなどは、身体を冷やす効果があります。

そういう意味では、自分が生活している土地で採れた食べものを食べるのが、ごく自然なことであると同時に、健康づくりにも適しているといえるわけです。

⑭「腹八分目」を心がけつつも、制限しすぎない

「腹八分目がいい」は、世界の共通認識です。でも、極端な食事制限はストレスになるばかり！　ときには満腹になることがあってもいいのではないでしょうか。

ある程度の年齢になったら、毎日の食事を「腹八分目」に抑えることは、健康な生活を維持するための第一歩になってきます。

日本でも昔から、「腹八分に医者いらず」などといわれてきましたが、英語にも「軽めの夕食は長寿の源（Light suppers make long life.）」という言い方があるそうですから、「腹八分目がいい」というのは古今東西の共通認識となっているようです。

でも、腹八分目はほんとうに身体にいいのでしょうか。

多くの研究者の研究や実験によって、どうやら、確かに腹八分目のほうが健康にいいらしいことがわかってきました。

たとえば、1990年には、東海大学医学部の橋本一男教授らが次のような研究結果を発表しています。

《マウスを、食事量を制限したグループと食べ放題にしたグループに分けて比較したところ、食べ放題にしたグループのマウスの平均寿命が74週だったのに対し、食事の量を80％に制限したマウスの平均寿命は１２２週と長かった》

また、アメリカで行なわれたサルの実験では、食事制限をしたグループでは、体脂肪や血圧、血糖値、中性脂肪値などが改善されたことが報告されています。

では人間ではどうなのでしょうか。

実は人類が宇宙に移住するとき、閉鎖された人工環境の中で生活できるかどうかを研究するために、１９９１年から１９９３年にかけて、アメリカのアリゾナで、「バイオスフィア２（第２の生物圏）」という実験が行なわれました。

その実験は、まったく閉鎖されたドームの中で、８人の研究者が２年ごとに交代しながら、農耕、牧畜を行ない、食料と水分、酸素を自給自足することを最大目的としており、１００年間続ける予定でした。

しかし、思うように植物が育たず、家畜は死亡。その結果、８人は予定していた食事量の25％減での生活を余儀なくされることとなり、実験は最初の２年間で打ち切られ、失敗に終わってしまいました。

でも、思いがけない副産物があったのです。

8人の研究者は1日平均約1800キロカロリーの生活を送ったことで、全員の体重が減少、血糖値、コレステロール値、血圧など生活習慣病に関連する数値も、ほとんどすべてにわたり減少していたのです。

確かに、ある程度食事を制限したほうが健康にいいようだというわけです。

さらにその後、遺伝子レベルでの研究も進められ、1999年には、アメリカのマサチューセッツ工科大学のレオナルド・ガレンテ教授らのグループが、「若返り遺伝子」といわれている「サーチュイン」という遺伝子も発見しています。

この遺伝子は、動物の長い飢餓の歴史の中で、その対策として生まれたもので、細胞中のミトコンドリアを活性化させてエネルギー効率を高めたり、活性酸素の害を減少させ、免疫力の低下、動脈硬化なども防ぎ、改善してくれるとされています。さらに、遺伝子損傷の修復能力を高める働きもあるとされ、いまもとても注目されている物質のひとつです。

でも、飽食時代を生きる私たち現代人のサーチュイン遺伝子はほとんど休眠しているとか。そこでわざと空腹状態をつくり出すことで、そのスイッチをオンにしようというのです。

おなかが「グ～」となったら、「いま、スイッチが入ったぞ」「これで若返る！」と考えれば、空腹もがまんできるかもしれませんね。

とはいえ極端に食事を制限するというのもつらいもの。人によってはそれが大きなストレスとなってしまう恐れもあります。そういう意味では、前述した通り、あまり過激なダイエットは避けるべきですし、ときには食べたいだけ食べることがあってもいいと、私は思っています。そんなときは、うしろめたい気持ちは持たず、「いつもがんばっている自分にごほうび！」と明るい気持ちでいることも大切です。

⑮鏡を見ながら食事をしてみよう

一度、鏡を見ながら食事をしてみましょう。自分はどんな食事のとり方をしているのか、それを知ることが食生活を見直すきっかけになります。

あなたは自分がものを食べるときの様子を見たことがありますか？　おそらく、自分が日ごろどんな食事のとり方をしているかなんて気にしたこともない人が多いのではないでしょうか？

でも、日々の食事のとり方ひとつでも、健康度は大きく変わってくるものです。

ちょっとお行儀が悪いかもしれませんが、自分がどんな食事のとり方をしているか、一度、鏡でチェックしてみてほしいと思います。

さあ、食卓に鏡を置いて、食事をしてみましょう。あるいはビデオで撮影して、チェックしてみるのもいいでしょう。

ひょっとしてガツガツと掻き込むような食べ方をしていませんか？　いかにもまずそうな顔をして食べていませんか？　あるいは、背中を丸めて食べていませんか？　食べるときに、猫背になっている人って意外と多いですよ。

それでは、身体にいい食事と言えないことはいうまでもありません。

たとえば、一度に口に入れる量はどうですか？

ああ、おなかが空いたとばかりに、ガサッと口にほおばっていませんか？　それでは、１回の食事の量も増えてしまいます。

人が満腹感を覚えるのは、食べ物が入って胃が膨らんでくるからという理由だけではありません。

食事によって摂取した食べものが消化・分解され、血液中のグルコースが増加することで、脳の奥深くの視床下部にある満腹中枢にシグナルが送られることで「ああ、おなかがいっぱいになってきた」と認識するのです。

でも、食べ物は、食べてすぐに消化・分解されるわけではなく、満腹中枢にシグナルが送られるまでに、約15分はかかってしまいます。

つまり、急いで食べると、満腹中枢にシグナルが送られるまでにタイムラグが生じ、その間、いくら食べても満腹感を覚えないために、ついつい食べ過ぎてしまうことになってしまうのです。

まずは、自分がひと口でどれぐらいの量を口にほおばっているか、またどれぐらいのペースで口にしているかをチェックして、ひと口の量を減らし、口に運ぶペースも半分ぐらいに落とせば、一度の食事の量をかなり減らすことができるでしょう。

また、ひと口で何回ぐらいかんでいるかもチェックしましょう。食べ物を口に放り込んで、ほんの4〜5回しかかまずに、飲み込むように食べる人がいますが、それも食べ過ぎの大きな原因のひとつです。ひと口で30回はかむようにしたいものです。

食べ物をよくかむということは、それだけひと口を飲み込むまで時間がかかりますから、早食い防止の効果も期待できます。

さらに、しっかりかむことで、食べ物本来のおいしさが増しますし、唾液の中に含まれるアミラーゼという酵素が消化を助けてくれるので、同じ量を食べても太りにくくなるわけです。

お箸の汚れ具合もチェックポイントのひとつです。ひと口の量が多い人のお箸は、かなり上のほうまで汚れています。１回でガサッととるために、汚れる範囲も広がってしまうのです。

昔から、美しい食べ方の作法として、お箸の先しか使わないようにしましょうと言われてきましたが、確かにお箸の先しか使わないように気をつけていると、必然的にひと口の量も減ってくるものです。

さらに食べているときの表情もチェックしましょう。仏頂面で食事をしていては、せっかくの食事も味気ないものになってしまいます。

人は笑顔を浮かべているだけで幸せな気持ちになれるもの！　食事のときも

「いただきます」と声を出して感謝して、鏡の中の自分に「おいしいね」と呼びかけてあげましょう。そうすれば、表情もやわらぎ、ますます料理がおいしく感じられるようになるはずです。

もちろん、食事のたびに鏡を見る必要はありません。月に一度チェックする程度でいいでしょう。そして、「今日もおいしく上手に食べよう」と意識するだけで、徐々に、ゆったりと、いい顔で食事ができるようになるはずです。

⑯ときには内臓を休め、「身体の声」に耳を澄ます

「断食」は、自分の身体の声に耳を澄ませると同時に、食べることを見直すいい機会になります。一度チャレンジしてみてはどうでしょう。

最近、「ファスティング」という言葉をよく耳にするようになりました。ファ

スティングとは断食のこと。基本的には固形物を食べないことで、胃腸をはじめとする内臓を休め、弱った体内機能の回復をはかることを目的に行ないます。

私も、自分の教室で半年に1回、3日間の断食合宿をやっていますが、これはダイエットを目的としているばかりではなく、身体の声に耳を澄ませ、食べることを見直す機会をつくることを大きな目的としています。

合宿中に口にするのは、繊維質の入っていない発酵ジュースと水と少々の塩だけ。それで胃腸を動かさないようにして、内臓器官を休ませます。

すると食べ過ぎて処理しきれずに残っていた老廃物が排せつされ、自然治癒力を増進、また消化機能を休息させることで、次のような効果があるといわれています。

①デトックス効果――老廃物をなくし、脂肪が減ることによって、メタボが予防・改善される

②免疫力を上げる――白血球が活性化し、悪い細胞の増殖を抑えることで、免疫力が高まる

③リラックス効果──脳内にα波が発生し、脳がリラックスした状態になる

ただし、1回やったからといって、目に見えてやせたり、悪い数値がなくなるわけではありません。あくまでも、まず内臓器官を休ませて、身体が発している声を聞くことが主目的です。ゆったりと自分と向き合うことで、必ず何かしらの〝気づき〟があります。

実際に参加した人の中には、すごくスッキリしたという人もいますし、これまでになかったくらいいろいろなアイデアがわいてきたという人もいます。75年間生きてきて、こんなにぐっすり寝て、さわやかな朝をむかえたのははじめてという人もいます。自分自身を大切にしていなかったことを反省する人もいます。こうして感じることが重要なのです。

⑰「感食」を心がける

同じ食事をしても、いつ・誰と・どこで・どんな気持ちで食べるか、〝五感を

いかに使うか〟で身体の中での消化、吸収、代謝までまるで違うものになります。


私は「国際感食協会」の理事長をしていますが、この「感食」という言葉は私のつくった造語で、「感じて食べる」ことを意味しています。

「つくってくださった方への感謝の気持ち」

「私たちの食べ物となるために落とした命への感謝の気持ち」

「五感を思いっきり使って感動して食べる」

そんな思いを込めています。

同じ食事をしても、いつ・誰と・どこで・どんな気持ちで食べるか、そして〝五感をいかに使うか〟で、身体の中での消化、吸収、代謝までまるで違うものになってきますし、それは、みなさんの健康に直結していきます。

だからこそ、みなさんに「感食」をしていただきたいと考えているのです。

実は、本書の《「食べる」を意識しよう》の項で述べてきたことはすべて、この「感食」へと結びついています。「感食」の前に「国際」がついているのは、⑩でも書いたように、「いただきます」「ごちそうさま」を世界中に広げたいという思いがあるからです。

なぜ感食が大事なのでしょうか?

「食事」は「人」を「よく」する「こと」と書きます。食べるということは、栄養を補給するだけのことではなく、楽しんで豊かな気持ちになる、人をよくすることであるべきです。

ご自身を振り返ってみてください。

たとえば、あなたは、ほころびたスーツで商談に向かいますか? そんなことはしませんよね。パリッとしたスーツで出かけるはず。そのスーツが古くなったら買い換えるでしょう。

ところが残念なことに、多くの人は自分の身体について、スーツほどにも気を遣いません。

身体はただひとつ……古くなったから、調子が悪くなったからといって、取り換えることなどできませんから、よほど大切にしなければならないはずです。それなのに、あまりにも無頓着な人が多いのではないでしょうか。

私が本書を書いた大きな理由のひとつは、そのことを訴えたかったからです。

自分の身体は、自分が食べたものからできあがっています。私たちの身体は、口から入れた食べ物でしかつくることができないのです。

だからこそ、「食事」が大切です。みなさんには、本書を読まれたのをきっかけに、そのことをもう一度考え直してみていただきたいと思います。

ここまでのお話と重複する部分もありますが、この項のまとめとして、「感食」の５つのルールをお伝えしておきましょう。

▼ルール①　「いただきます」「ごちそうさま」を言葉に出して言いましょう！

当たり前の言葉ですが、口に出して言っていますか？　大人になって、言葉にすることが減っていませんか？

「いただきます」を言うことで、脳に「これから食べます！」ということが明確に伝わります。感謝の気持ちを表すことと、食事のスイッチを「オン」にすることで、脳も身体も、しっかり消化しようと働いてくれます。

「ごちそうさま」を言うことで、脳に「食事が終わりました！」ということが明確に伝わります。食事のスイッチを「オフ」にすることで、〝だらだら食べ〟でつい食べ過ぎてしまったり、〝ながら食べ〟でいつの間にか食べてしまったりということがなくなります。

▼ルール②　できるだけ、生もの・火を通していないものを食べましょう！

生野菜・果物・お刺身などの生の食材をとることで酵素の無駄づかいを防ぐことができます。

食事はまず生野菜から食べるようにしましょう。食物から酵素を補えるだけでなく、生きた水分・ビタミン・ミネラル・食物繊維・ファイトケミカルなどの栄養素をとることができます。空腹時のおやつには果物をおすすめします。

▼ルール③　身体の声を聞きましょう！

毎日、時計で時間を確かめて食事をしていませんか？　その食事はほんとうに食べたい食事ですか？

空腹感を味わってから食事をするととてもおいしく感じられます。義務や惰性で食べるのではなく、食べたいから食べるという感覚を大切にしましょう。そして身体が何を欲しているかを感じて食べるように心がけると、自然に「身体にいいもの」がわかってきます。

▼ルール④　1日1回はお米を食べましょう！

ごはんは昔から日本の風土に合った主食です。原料はお米だけでできていて、パン類や麺類よりも、消化・吸収に負担がかかりません。合わせる副食も油脂をあまり使わないものにすることができます。水田でつくられるお米に水を加えて炊くごはんは日本人の体質に合った主食ですが、乾いた畑でつくられる小麦にいろいろな食材を加えて焼くパンは、日本人の体質には向いていません。1日に1回は主食をごはんにしましょう。できれば、精米されていない「玄米」を食べたいものですね。

▼ルール⑤　食べることを楽しみましょう!

同じものを食べても、そのときの気持ちによってまったく違った味に感じますね。私たちが口にするものは生命を維持するためだけのものではありません。食べることへの喜びや楽しさを感じながら感性を磨いて食べましょう。楽しんで食べた食材は身体の中で、あなたのために働いてくれます。

「日常生活」をもっと意識しよう

⑱「鼻呼吸」をしっかり身につける

鼻は「高性能加湿機能つき空気清浄機」です。口呼吸の習慣を改め、鼻呼吸を心がけるようにしましょう。

私たち人間は、鼻か口のいずれかで呼吸していますが、もともとは鼻から吸う「鼻呼吸」が自然な形だとされています。なぜなら、鼻には吸った空気を浄化するための機能がきちんと備わっているからです。人間は、言葉を話すようになり、いつの間にか口呼吸を覚えてしまったようです。

私は、よく鼻の機能のことを「高性能加湿機能つき空気清浄機」と言っているのですが、たとえば、鼻毛は大きめのゴミを防ぐフィルターの役割を果たしていますし、鼻の中は適度に湿り気が保たれていて、吸気を加湿し、温めてくれます。

さらに、鼻の奥は「鼻粘膜」と呼ばれる薄い粘膜で覆われていますが、その鼻粘膜には「鼻腺（びせん）」と「繊毛（せんもう）」と呼ばれる器官があって、鼻腺から絶えず粘液が分泌され、空気中のほこりや微生物などを繊毛に付着させています。その繊毛に付着したほこりや細菌は鼻腔の奥へと運ばれ、せきやたんとともに排出されるなど、空気中の有害な物

鼻呼吸と口呼吸の舌の位置

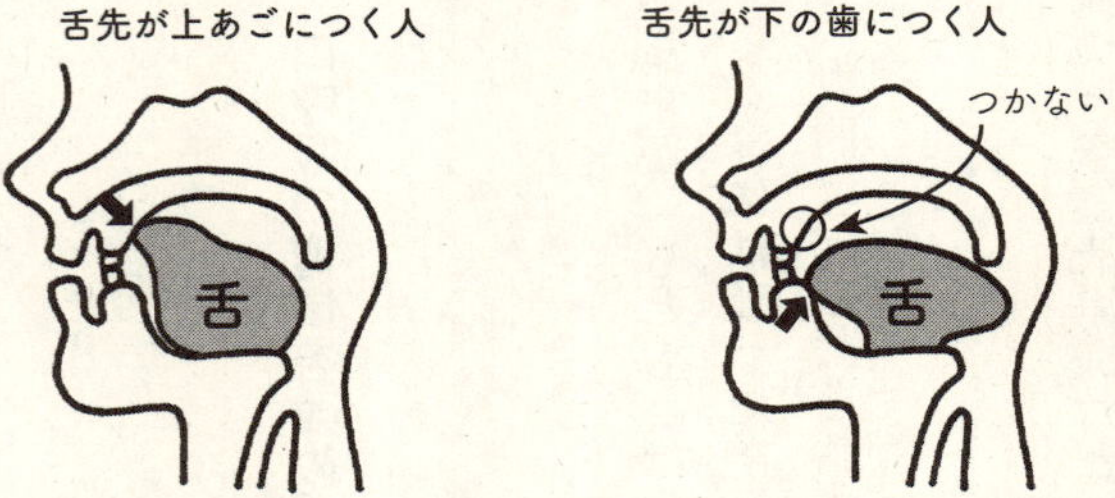

呼吸するとき、舌先があごに触れている人は、ちゃんと鼻呼吸ができています。

呼吸するとき、舌が下の歯に触れている人は、口呼吸をしている可能性大。意識して鼻呼吸するように心がけましょう。

質を体内へ侵入させないような仕組みになっているのです。

ところが、最近、日本人は約半数が口呼吸するようになったといわれ、子どもでは８割ぐらいが口で息をしていると指摘されています。

酸素を取り込むという点では、鼻でも口でもかまわないのですが、なにしろ、口には、鼻のような加湿機能も空気清浄機能も備わっていないため、乾燥した冷たい空気が直接体内に取り込まれ、口腔内や喉が乾燥するばかりか、細菌などが直接侵入してしまうことになってしまいます。

そうなると、口の中が渇いて唾液が不足してしまい、口臭、歯周病、虫歯の原因ともなるばかりか、たやすく細菌やウイルスの侵入を許してしまい、風邪やインフルエンザなどにもかかりやすくなってしまいます。口腔内の粘膜の炎症は、白血球やリンパ球の異常をもたらして、アトピーやアレルギー、肌荒れの原因になるとも指摘されています。

だからこそ、鼻呼吸を身につけてほしいのです。

まず、口を閉じて鼻で息をしてみてください。そのとき、あなたの舌先はどこにありますか? おそらく、上あごか、上の歯と下の歯の間、あるいは下の歯のいずれかでしょう。

実は、そのときのベストポジションは、上あごのポケットと呼ばれる部分なのです。

上あごのポケットに舌先がついている人は、舌を持ち上げる筋肉もしっかりしており、たとえば睡眠時でもしっかり口を閉じて眠れるために、いびきをかくことも少ないとされています。

一方、下の歯に舌先があたる人は、舌を持ち上げる筋力が弱く、睡眠中は無意識のうちに口が開いてしまい、前述したように歯周病や口臭、口内炎などの病気になりやすいばかりか、ひどいいびきをかく原因にもなってしまいます。当然、いびきは睡眠の質を悪くしてしまいますから、慢性的に疲れがとれず、身体全体の免疫力も落ちていってしまうことになります。

習慣③で鏡を見ながらの「スマイル・エクササイズ」をご紹介しました。ラ行の発音は舌先を上あごにあてて行なうので、舌の筋肉を鍛えることができますから、思い切り上あごに舌先をあてて、「ラッキー」とほほ笑むことは、鼻呼吸のためにも有効なんですよ！

⑲「深呼吸」3回で副交感神経を優位にする

深呼吸は気持ちをリセットするうえで、非常に有効な方法です。長く、ゆっくり、息を吐くことで副交感神経を優位にして、心を落ち着けましょう。

鼻呼吸を心がけると同時に、生活の中に「深呼吸」も取り入れてほしいと思います。

実は、人の呼吸において、吸う息は交感神経を優位にし、吐く息は副交感神経を優位にするとされています。

つまり、息を吸うときに私たちの身体は緊張状態となり、息を吐くときにリラックスした状態になるというわけです。

ですから、たとえば格闘技の選手は、闘いの前にスッスッスッと勢いよく息を吸い込んで気合を入れます。交感神経を優位にして、戦闘モードに入るのです。

一方、私たちは、何か不安を感じた場合には、教えられなくても、長く、ゆっくり、息を吐くことで心を落ち着けようとします。そうすれば心が安定することを本能的に知っているからです。

よく、なんとなく気分が乗らないときなどに、フーッとため息をつくことがありますが、あれも、副交感神経を優位にすることでいったんリラックスして気分転換をはかろうと無意識にやっていることなのです。

1日中時間に追われる生活を送りがちな私たちにとって、深呼吸は気持ちをリセットするうえで、非常に有効な方法といえるでしょう。とくに、緊張状態をほぐして免疫力を高めるという意味では、深く、ゆっくりと息を吐くようにすれば、いい効果が得られます。

朝起きたとき、焦ってイライラしているとき、あるいは仕事から帰って自宅でゆっくりしたいとき、深呼吸を３回ほど繰り返せば、副交感神経を優位なモードに切り替えることができます。

その際、吐く息が大切ですから、吸う息の倍の時間をかけて、深くゆっくりと吐くようにすると、より高い効果が得られます。

ところで、深呼吸しましょうというと、まず息を深々と吸う動作からはじめますよね。みなさんが知っているラジオ体操が、最初に「はい、息を吸って」と、吸う動作からはじまるからでしょう。

でも、ここまで説明してきたように、深呼吸でとくに大切なのは吐く息です。

たとえば、お風呂でも残り湯を全部捨ててからでないと、きれいな水で浴槽をいっぱいにすることはできません。

それといっしょで、まず、深く息を吐いて、肺の中の空気を出し切ってから新鮮な空気を入れるようにしましょう。

「呼吸」と書くように、呼気（吐く息）が先で吸気（吸う息）は後……「まず吐いてから吸う」が深呼吸の王道だと思います。

私たち人間も、赤ちゃんは「オギャー」と息を吐くことで、この世に生を受け、そして息を引き取って一生を終えるのです。

ところで、深呼吸には腹式呼吸と胸式呼吸があります。リラックスするには腹式呼吸がいいという人もいますが、私は、どちらでもかまわないと思っています。

腹式呼吸をすれば、肺の下のほうに多くの空気が流れ込み、胸式呼吸をすれば上のほうにより多く流れ込みますから、できれば、両方やれば、肺全体に新鮮な空気を送り込むことができるでしょう。

深く吐く深呼吸で副交感神経を優位にすると、血流がよくなり、体温も上昇するので、冷え性などの改善になりますし、免疫力が高まることにもなります。

それに加え、深呼吸で横隔膜（おうかくまく）を動かすことで、内臓を刺激し、調子を整えることにもつながります。

その横隔膜は、胸腔と腹腔の境界にありますから、そのあたりに手を当てて、意識しながら深呼吸してみるといいでしょう。

⑳ゆったりと「湯船」につかろう

上手に入浴することで、思った以上の健康効果が得られます。医学的にも証明されてきているお風呂の効果を最大限に利用しましょう。

私にとって、お風呂は日常生活の中で最も大切にしたいイベントのひとつです。

身体と心の疲れを癒してくれるお風呂には次のような効果があります。

▼温熱効果

入浴によってリラックスして安眠効果を得るためには「ぬる目のお湯にゆっくり」。私は39℃くらいのお風呂に20分程度入るようにしています。

ぬるいお湯にゆっくりつかることで、副交感神経が優位になり、脈拍もゆっくりになり、リラックスできます。筋肉の疲れもとれて、血液循環がよくなり、身体の芯から温まります。

逆に「熱いお湯に短時間」は、交感神経が優位になり、新陳代謝が促され、心身ともに活動的になり眠気を一掃してくれるので朝風呂に向いています。目安は42℃のお風呂に5分ほど。疲労物質の乳酸を減らしてくれるので、疲労回復に効果的です。

また、空調が整っている現代では「自然に汗をかいて、体温をコントロールする機能」が鈍っているといわれていますが、入浴で発汗を促すことも、自分で体温調節できる体づくりに欠かせません。

▼水圧効果

湯船に入ると身体に水圧がかかり、全身の血液循環がよくなります。

湯船に入った水圧で、ウエストは3～6cm、ふくらはぎも1cmほど縮みます。残念ながら、これは湯船に入っているときだけのことですが、それだけ、水圧によって血行も促されています。血液循環がよくなると、肩こりや腰痛・冷え・むくみにも効果があります。

つまり、お風呂に入ったり・出たりを繰り返すことで、適度に加圧トレーニングをしているようなもの。その結果、血流をよくする効果や、横隔膜に圧力がかかることで、心筋や肺の機能を向上させる効果なども期待できます。

▼浮力効果

アルキメデスの原理で、身体は水中に入ると浮力を受けて軽く感じます。

水中では空気中の9分の1ぐらいの重さしか感じません。湯船に入ることで、朝から晩まで身体を支えていた筋肉や関節の負担が軽減され、身体全体をゆるめることができます。このことで副交感神経が優位になります。

温熱効果で温まった血液は、水圧効果で全身を巡り、浮力効果で緊張から開放されリラックスできるというわけです。

さらに最近では、ヒートショックプロテイン(熱ショックたんぱく質)の存在が注目されています。

これは、身体がさまざまな環境ストレス(とくに熱)にさらされると増加するたんぱく質で、傷ついた細胞を修復し、修復できないものは分解する働きがあるほか、免疫細胞の働きを活性化する働きがあるとされています。

ヒートショックプロテインの量が最大になるのは入浴して2日後で、そのピークが持続するのは1~3日ほど。また、体温を38℃まで上げた人のヒートショックプロテイン量は、入浴前の約1・5倍に増えることがわかっています。この観点では「40~42℃前後の熱めのお風呂に10~20分つかって、しっかり身体を温める」という方法がよいようです。

それを知った私は、さっそく42℃で20分の入浴に挑戦してみました。そのとき、お風呂に入る前の体温は36・5℃でしたが、20分つかってから測ってみると、38・5℃まで上昇していました。でも、熱があるという感覚はまったくありませんでしたし、かえってスッキリしました。人間の身体にとって、それぐらいの体温変化はなんでもないものなのですね。

以来、私は、いつもはぬるめのお風呂にゆったり入っていますが、月に1~2回は、高温入浴をするようにしています。ヒートショックプロテイン量のピークは1~3日ですが、その後1週間ほどは、量は減少していくものの効果は持続するといわれ、免疫力は確実に高められており、月1～2回でも十分効果があるはずだからです。

ただし、人によっては、いきなり40～42℃のお風呂に入るのはつらい人もいるでしょう。そこで私は、平熱プラス1・5℃を目安にすることをおすすめしています。

ヒートショックプロテインは、体温が38℃くらいまで上がれば徐々に増えていくことがわかっていますから、少し熱めのお風呂に長めに入って体温が38℃になるのを目指しましょう。それぐらいなら、それほど苦痛ではないはず。ただし、入浴前には、たっぷり水分をとって脱水を防ぐことも忘れないでくださいね。

さらに大好きなイベントを楽しむために、ステキな演出もしたいですね。

蛍光灯の光は、交感神経を優位にしてしまうので、脱衣場に照明器具を置いて、間接照明でお風呂に入ったり、キャンドルをつけるのもいいでしょう。

また、私は界面活性剤が多く入っているボディソープは使いませんし、石けんもたまに使う程度。いつも「天然塩」で洗っていて、合成の入浴剤も使いません。湯船には、やはり天然塩を入れ、好きなアロマオイルを垂らして香りも楽しんでいます。

《「食べる」を意識しよう》の項でも書きましたが、やはり「自然か」「不自然か」を大切にしているというわけです。

ちなみに、私のいちばんのオススメの天然塩は、「死海の塩」です。クレオパトラも愛したというマグネシウムたっぷりの「死海の塩」を使えば、気分はすっかりクレオパトラです。

㉑５つの基本を押さえて「質のよい眠り」をつくる

睡眠も「量」より「質」を大切にしましょう。ここでは「質のよい眠り」をつくるための５つの基本習慣を紹介します。

眠りについては、よく睡眠時間が話題になりますが、私は時間にはそれほどこだわる必要はないと思っています。

「ああ、よく寝た」と思える時間は人によってさまざまですし、年齢によっても変わってくるものです。何ごとでもそうですが、睡眠もまた、量より質を大切にすべきなのではないでしょうか。

いくら早く寝床に入っても、イライラしていてはいつまでも眠りにつくことはできませんし、なんとか眠っても、質の悪い眠りでは、翌朝起きたときにまったく疲れがとれておらず、1日中、だるさを感じてしまうことになってしまいます。

また、「何時に寝て、何時に起きるべし!」などと決めつけるのは逆効果。

たとえば、お休みの日には、起きようと思うんだけど、どうしても布団から抜けられない日ってありませんか?

そんな日は身体が眠りを欲しているのかもしれません。規則正しい生活は大事ですが、そんな日はボーッとだらだらするのもいいじゃないですか。そして大切なのは、「1日をムダにしてしまった」と罪の意識を持たないこと。身体をゆっくりゆるめることも大事なことですよ。

また、「夜の10時から夜中の2時までが、私たちの身体を修復してくれる成長ホルモンが最も出るゴールデンタイムだから、10時には寝なくっちゃ」という人もいますが、現代社会に生きる私たちにとって、常に10時に床につくというのは、なかなか難しいことです。

そういう意味では、何時に寝るとか、何時間寝るとかに神経をすり減らすより、「いかにすんなりと質のよい睡眠に入るか」を考えるほうが、よほど現実的ということになるのではないでしょうか。

そこで、質のよい眠りにつくための5つの基本習慣をご紹介することにします。

▼①起きたら朝日を浴びましょう

実は私たちの体内時計は25時間サイクルにセットされているそうです。被験者を日光が当たらない環境の中、時計も与えずに、好きなときに寝て、好きなときに起きるという生活を続けさせると、だいたい25時間サイクルになっていくというのです。

それなのに、どうして私たちは24時間サイクルで生活できているのでしょうか。

その謎に挑んだいろいろな研究者が研究を重ねた結果、どうやら私たちの体内時計が、朝日を浴びることでリセットされていることがわかってきました。

人間の身体は朝日を浴びて、目に光が入ることで「セロトニン」をつくりはじめます。これは《③「笑顔」でセロトニンを出す》でも出てきた神経伝達物質ですが、朝の覚醒時に自律神経に働きかけることで脳を覚醒させ、交感神経を刺激して、体内時計のズレをリセットします。そして日中は、基本的に、このセロトニンによる刺激によって私たちの活動状態が維持されていくことになります。

しかし、朝の光を浴びておよそ15時間後（つまり夜）になると、セロトニンの働きは徐々に弱まっていき、今度は睡眠ホルモンであるメラトニンに変わっていきます。つまり、しっかり朝日を浴びてセロトニンを十分につくっておかなければ、メラトニンの生成がうまくいかないということです。だからこそ、しっかり朝日を浴びることで1日をスタートさせることが必要なのです。

朝、起きたら、まずカーテンを開けて、しっかり朝日を浴びましょう。それが、質のよい睡眠を確保する第一歩です。

▼②目覚めの体操を取り入れましょう

朝の目覚めが、実は夜の就寝にも深く関係していることは理解していただけたと思いますが、質のよい眠りを確保するためには、朝、しっかり起きることが大切だということです。そういう意味では、朝の散歩やちょっとした体操を生活に取り入れるのもいいでしょう。身体を動かすことで、自律神経を交感神経主導に切り替え、血圧・体温を上昇させて、きちんと目覚めさせてやるのです。

とてもそんな時間はないという人は、布団の中で、あおむけになり、深呼吸をしながら、全身で伸びをしつつ、両手を伸ばして握ったり、開いたり（グーパーする）だけでも効果があります。そうした軽い運動でもセロトニンの分泌が増えるという研究結果も出ていますから、試してみてはいかがでしょうか。

▼③夕食は就寝の2時間前にはすませましょう

夜の食事は理想を言えば、就寝の3時間以上前、遅くても2時間前にはすませてほしいものです。眠る直前に食事をとると、私たちの身体は消化するのに忙しくなり、いつまでも体温が下がらず、質のいい睡眠がとれなくなってしまいます。

睡眠が、ノンレム睡眠（深い眠り）とレム睡眠（浅い睡眠）の繰り返しであることはみなさんもご存じだと思いますが、眠りについた直後に表れるのが、およそ90分のノンレム睡眠です。その後、およそ30分のレム睡眠に移行しますが、このノンレム睡眠とレム睡眠を、朝までに4～5回繰り返します。ところが、就寝直前に食事をすると、最初のノンレム睡眠の質が悪くなってしまうのです。

そうした負の連鎖はできるだけ早く断ち切りたいもの。どうしても夕食が遅くなるようなら、脂っこいものを避け、食べる量もできるだけセーブしたいものです。

▼④パソコンやテレビは就寝の1時間前には切り上げましょう

現代人はどうしても夜遅くまで働きがちです。夜遅くまで仕事をして帰るなんて毎日を続けていたら、交感神経が優位な状態が続いて、いい睡眠がとれるはずもありません。夜は副交感神経が優位な状態にあるので、残業しても効率よく仕事がはかどらないこともあるのでは……。終電ギリギリまで仕事をして、翌朝、いつもの時間に出社するぐらいなら、定時に帰って、その分、早く出社してすっきりした頭で仕事をしたほうが、よほど効率的だし、なにより健康的です。

また、自宅に帰ってからパソコンを操作したり、就寝直前までテレビを見たりしている人も多いようですが、それも決してほめられたことではありません。目に入ってくる光や画面を追うことによって脳の興奮状態が続いて、いつまでも

「眠る準備」ができないからです。テレビやパソコンのスイッチは早めに消し、部屋の照明も暗くして、メラトニンがしっかり働いてくれるようにしましょう。どうしても自宅でのパソコン作業が必要なら、それも朝早く起きてするとよいでしょう。また寝床に入るときは、できれば、部屋の明かりはすっかり消して真っ暗にするといいでしょう。目をつぶっても光は入ってきます。副交感神経を優位にするには、阻害要因をできるだけ排除することが大切です。

▼⑤自分だけの入眠儀式をつくりましょう

睡眠というのは、ある程度、習慣性のあるものです。よく眠れないという人は、意識するしないにかかわらず、質の悪い睡眠しかとれないような生活をしています。それを長い月日にわたって続けているうちに、免疫力のない身体をつくり上げ、いつ病に倒れて薬を服用せざるを得なくなっても不思議ではない状態にしてしまっているのです。そういう意味では、質の悪い睡眠も、生活習慣病の大きな原因のひとつにあげてもいいほどです。

そんな状態を脱するには、質のよい眠りに入るための工夫を自分の生活習慣の中に取り入れることが必要になります。

前述したぬるめのお風呂もそのひとつですが、たとえば、就寝前に必ずパジャマに着替えるようにするのです。

よく自宅に帰ると、早々とパジャマに着替えたり、ジャージのような楽な部屋着に着替えて、そのまま寝床に入る人がいます。確かに、楽なかっこうになればくつろげますから、それはそれでいいことですが、そのまま寝床に入ったのでは、なかなか「さあ、寝よう」というきっかけをつかむことができません。ですから、寝る前にパジャマに着替えることをおすすめします。

それが習慣化されれば、パジャマを着るという行為が、すんなりと質のよい眠りに入るための入眠儀式（スリーピングセレモニー）になっていきます。

自分に合った入眠儀式は、人によってそれぞれ違います。たとえば、就寝前の軽いストレッチ運動が効果をあげる人もいれば、ボリュームを落として静かな音楽を聴くことですんなりと眠りにつける人もいます。

あなたも、自分にピッタリの入眠儀式を見つけましょう！

㉒「タバコ」はやっぱりやめる

タバコは本人だけの問題ではありません。副流煙は、タバコを吸わない家族や周囲の人々の健康も害しています。なんとか禁煙する努力をしてほしいものです。

最近、喫煙者の割合がどんどん減ってきているようですが、それでもやめられない人も少なくありません。でも、227ページのイラストで示すように、タバコの弊害が明らかになってきているのですから、なんとか禁煙する努力をしてほしいものだと心から思っています。

実は、この習慣については、本書に入れることについて、正直悩みました。他の習慣は、少し意識を変えることで「身体によさそう」と思ったら実行していただけることばかりですが、「禁煙」だけは、「わかっちゃいるけどやめられない」……簡単には実行できないことだからです。

でもメタボ対策のスローガンにも「1に運動　2に食事　しっかり禁煙　最後にクスリ」とあるように、確実に健康によくないことですから、できることなら取り組んでいただきたいと思っています。

それにしても、なぜ人がタバコを吸うかというと、タバコを吸うことで体内に入ってくるニコチンが脳に化学的な変化を引き起こし、ドーパミンやアドレナリンなどが増加、その結果、気持ちが落ち着き、イライラがおさまるからです。その感覚を味わいたくてついつい手を伸ばしてしまい、次第に依存するようになってしまうのです。

でも、タバコ1本に含まれるニコチンは乳幼児の致死量に相当するほどの猛毒であることをしっかり認識して吸っている人がどれほどいるでしょうか。

また、タバコを吸うことで老化も早まります。

タバコを吸って血管壁が傷つけられると、白血球からエラスターゼという分解酵素が出て、ガサガサになったところをとろうとします。ところが、それと同時に、傷を修復しようとするエラスチン（弾性繊維）も溶かしてしまいます。それがシワなどの原因となっているわけです。

さらに、タバコによるがん発生リスクの増大に加え、肺気腫を含むＣＯＰＤ（慢性閉塞性肺疾患）の危険性が非常に高まってしまうことも肝に銘じてほしいと思います。

「1日に吸っている本数×喫煙年数」が４００を超えると、とたんにがんやＣＯＰＤの発生リスクが急上昇するとされています。つまり、1日20本、20年間吸っていた人はかなり危険な状態になっているわけです。

ＣＯＰＤは、呼吸細気管支と肺胞が拡張し、破壊されてしまう病気で、肺の機能が低下して、呼吸が浅くなっていきます。

なぜ、ＣＯＰＤになってしまうのか、明確なことはわかっていませんが、患者

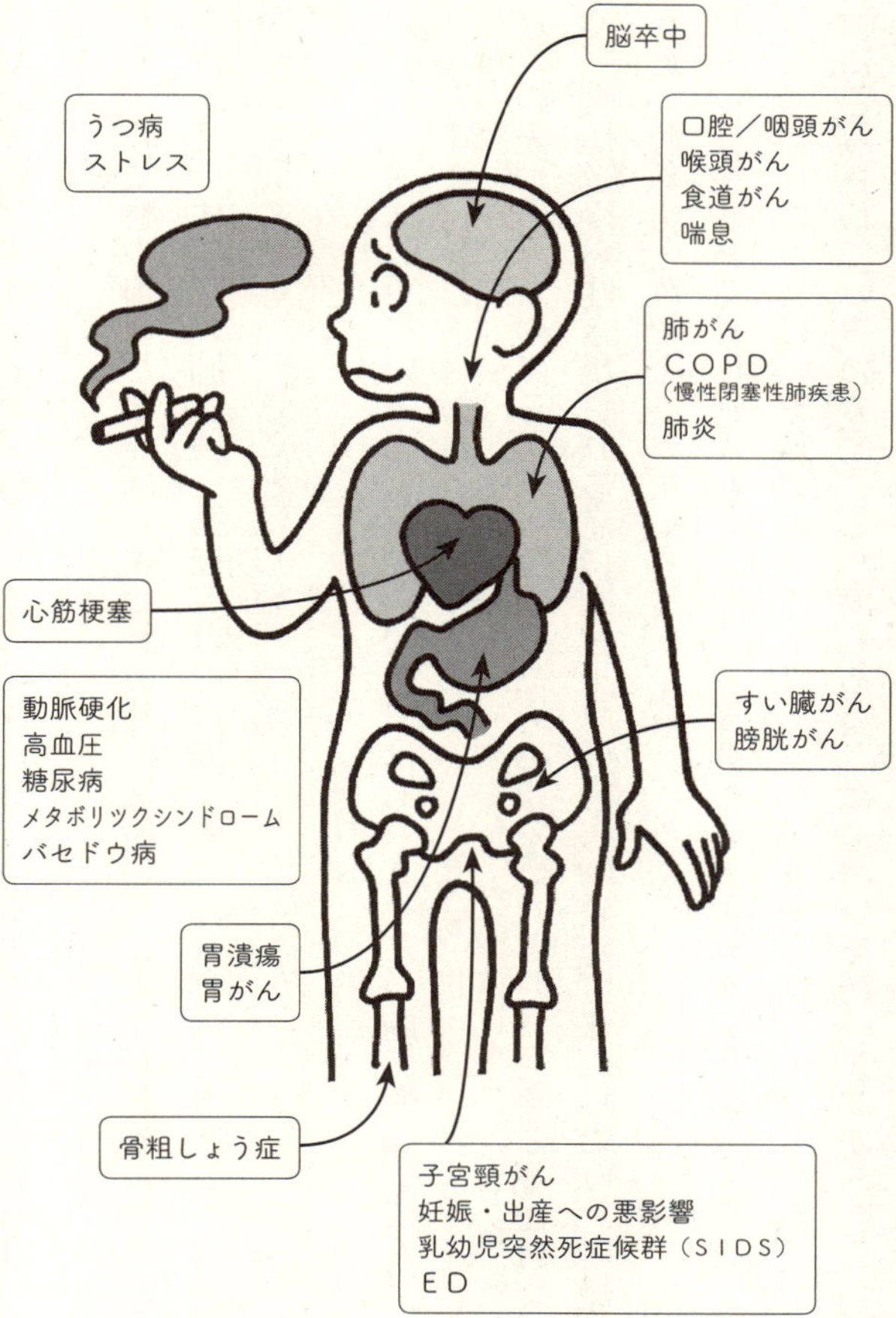
脳卒中
うつ病
ストレス
口腔／咽頭がん
喉頭がん
食道がん
喘息
肺がん
COPD
（慢性閉塞性肺疾患）
肺炎
心筋梗塞
動脈硬化
高血圧
糖尿病
メタボリックシンドローム
バセドウ病
すい臓がん
膀胱がん
胃潰瘍
胃がん
骨粗しょう症
子宮頸がん
妊娠・出産への悪影響
乳幼児突然死症候群（SIDS）
ED

の9割以上が喫煙者といわれていますから、タバコが影響していることは間違いありません。

そして、肺気腫の怖いところは、失われた肺の機能が再びよみがえることはないということです。仮に肺気腫と診断された段階でキッパリ禁煙したとしても、そこから肺が元の状態に戻ることはないのです。

また、タバコは吸っている本人だけの問題ではありません。副流煙による受動喫煙という問題も抱えています。

タバコの先から立ちのぼる煙、吸殻から立ちのぼる煙など目に見える煙だけではなく、喫煙者から吐き出される息にも粒子状の有害物質が含まれており、喫煙後数十回の呼気も危険だとされています。

つまり、分煙がある程度進んだところで、周囲への悪影響を完全になくすことはできません。たとえば、家族のうち1人でもタバコを吸っていれば、家族全員が危険にさらされているのです。それでもあなたはタバコを続けますか？

㉓免疫の７割をつかさどる「腸の状態」を整える

「第2の脳」と呼ばれる腸は、私たちの健康を守る免疫機能を維持するのに不可欠な大切な器官です。毎朝、おなかに「の」の字を書いて、便秘を防ぎましょう。

いかにして免疫力を高めるか——それが本書の大きなテーマのひとつですが、実は「免疫は腸でつくられる」といわれており、免疫機能の70〜80％をつかさどっているとされていることをご存じでしょうか。

ここで簡単に腸の働きを勉強しておきましょう。

腸は、私たちが食べたり飲んだりしたものを消化し、栄養を吸収してくれる、まさに生きるための根幹を支える器官です。その一方で、入り口から出口まで１

本の管でつながっている……つまり、外界と直接つながっており、常に細菌やウイルスをはじめとする有害物質と接しています。そうした脅威と対決するために、腸は極めて高度なメカニズムをつくり上げたのです。

腸は「第2の脳」と呼ばれています。人間の脳は約150億個の神経細胞から成り立っていますが、腸にも約1億個の神経細胞が張りめぐらされています。そうしたことから、「腸は脳から独立して考えることができる」と表現する研究者もいるほどです。

また、脳内の神経伝達物質のかなりの部分を腸がつくっていることもわかってきました。たとえば、セロトニンの95%は腸でつくられているという報告もあります。

そして注目すべきは、腸には人体の全免疫システムの60~70%が集中しているということです。

たとえば、リンパ球は代表的な免疫細胞で、血液によって全身をめぐっていま

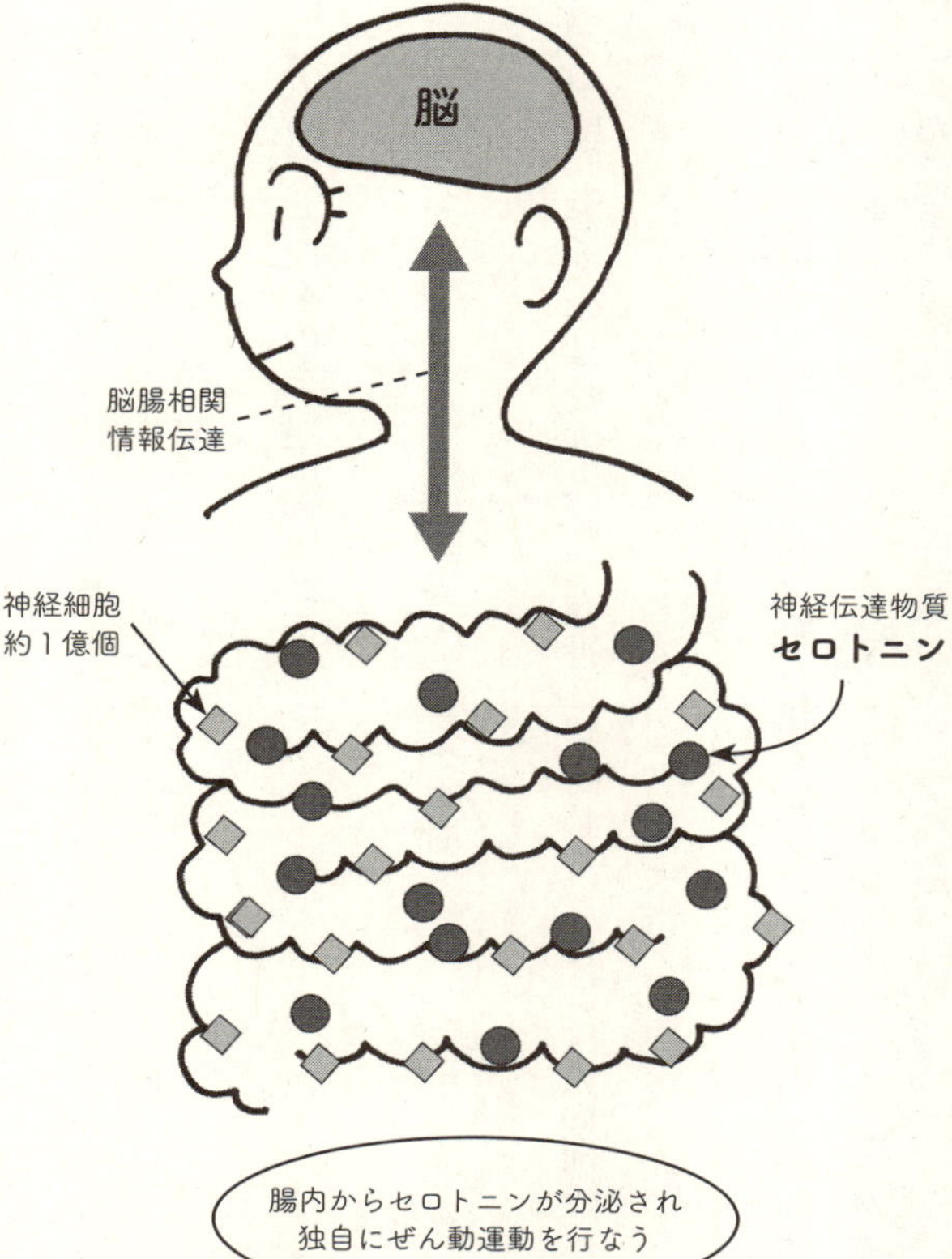
脳
脳腸相関
情報伝達
神経細胞
約１億個
神経伝達物質
セロトニン
腸内からセロトニンが分泌され
独自にぜん動運動を行なう

すが、とくに腸に集中しており、腸の粘膜やヒダに集まってパイエル板（哺乳類固有の免疫器官のひとつ）と呼ばれるリンパ組織をつくっています。

そして、腸内では常に次のようなプロセスが行なわれています。

①腸内に入ってきたものを免疫細胞がチェック！

↓

②免疫細胞が、入ってきたものの無害・有害を判断

↓

③無害と判断したものは受け入れ、有害と判断したものには免疫細胞が攻撃開始！

腸の粘膜の広さは全身の皮膚の約２００倍というぼう大な広さですから、そこに侵入してくる物質をチェックし、有害なものに攻撃をかけるという作業は、とてもたいへんです。

また、腸の免疫システムが対処しているのは体外から侵入してきたものばかりではありません。

たとえば、がん細胞は、正常な人でも毎日３０００~５０００個は発生しており、そのほとんどが腸内の粘膜から発生しているとされていますが、それを３６５日24時間監視し、早期に発見し、攻撃を加えて排除させているのも、腸の免疫システムなのです。

もうひとつつけ加えるとしたら、腸内の免疫メカニズムで「有害物質」と判断されたデータはすぐに全身に伝達され、どこか別の場所で発見されたら、そこに免疫細胞が駆けつけるようになっています。

そして、そのデータはどんどん蓄積されていきます。

たとえば、一度インフルエンザにかかると、同じ型のインフルエンザにはかかりません。免疫メカニズムが過去のデータとつき合わせて、最適の防御体制をとってくれるからです。

つまり、人が健康を維持していくためには、どうしても、腸に人体最大の免疫機能を持たせる必要があった（逆にそんな機能があるからこそ、人間は健康でいられる）ということです。

そして、こうした極めて複雑なメカニズムを機能させていくのに欠かせないのが、「腸内細菌」です。

人の腸の中には、約５００種類、１００兆個の細菌が棲（す）みついているといわれ、小腸から大腸にかけて、まるで草むら（フローラ）のような状態になっています。

中には、乳酸菌を代表とする善玉菌もいれば、有害な悪玉菌や、腸内の環境状態によって「善玉菌」にも「悪玉菌」にもなる「日和見菌」もいます。それらがさまざまに働きつつ、免疫メカニズムにも大きく影響しているのです。

ところが、食生活が乱れたり、ストレスや疲労が続くような生活を続けていると、腸内細菌のバランスが崩れ、免疫メカニズムの乱れの大きな原因となり、有害物質やウイルスなどを感知できなくなったり、逆に無害なものまで攻撃してしまうなどの異常が起きるようになってしまいます。つまり、免疫力がどんどん低下していってしまうのです。

それだけに、日ごろから、食物繊維の豊富なバランスのとれた食事と規則正しい生活を送って、腸の状態を整えることがとても大切なのです。

そこで、身につけてほしい習慣があります。

朝、トイレに入ったら、おなかに手のひらで、大きく「の」の字を書いてあげましょう。便秘は、腸内環境を悪化させる大きな原因のひとつで、腸内細菌のバランスを崩してしまいます。手のひらで「の」の字を書くことで、スムーズな便通を促してあげましょう。

お腹に手を置くことで、その中にある「腸」を意識するのです。そして、腸に「ありがとう」の言葉をかけてあげてくださいね。

㉔生活に「お日様」を取り込もう

お日様とは縁遠い生活を送りがちな現代人……でも、それでは健康な身体はつくれません。もっと積極的に日光に浴びるように心がけましょう。

室内仕事が多い私たち現代人は、ややもすると、お日様とは縁遠い生活に陥りがちです。

「そういえば、思いっきり日光を浴びたのはいつのことだったかな……」なんていう人もいるはずです。でも、薬に頼らない身体をつくるには、ぜひ日光を浴びるチャンスをつくってほしいと思います。

みなさんも、日光を浴びると、ビタミンDがつくられることはご存じですよね。そのビタミンDは、骨をつくるのに不可欠な栄養素です。

骨をつくるのにカルシウムが大切なのは当然ですが、カルシウムを十分にとっていれば骨が強くなるわけではありません。腸でカルシウムが吸収されるためには、ビタミンDが必要なのです。

いくらカルシウムを摂取していても、ビタミンDが足りなければ吸収効率が極端に悪くなるばかりか、血液中のカルシウム不足を補うため、緊急処置として、骨を溶かしてそれにあてるようになってしまいます。

また、ビタミンDが極端に不足すると、カルシウムとともに、これもまた骨を生成するのに必要なリンも足りなくなります。

そうして劣化が続いていった先に待っているのが、「骨粗しょう症」です。そうなってしまうと、ほんのちょっとしたことで骨折し、寝たきりの生活を余儀なくされることも少なくありません。

日焼けをやたらと気にしたり、皮膚がんになるのが怖いからといって、日光にあたることを避ける人もいますが、全身の健康を維持するということを考えれば、極端に日光を避けるのは考えものです。

日本骨代謝学会のホームページでおもしろい記事を見つけたので紹介しておきましょう。ある調査によると、赤道直下のシンガポールではビタミンD不足の女性が非常に少なかったのに対して、ほぼ同じ緯度でも、サウジアラビアではビタミンD不足の女性が極めて高率だったそうです。そして、その原因はどうも服装にあるというのです。そして、こう続けています。

紫外線が強くても、皮膚が日光に当たらなければビタミンDはつくられません。先進国でのビタミンD不足の大きな原因が、日焼けを好まない風潮にあるようです。一般的に、晴れた日に顔と肘から先の腕を15分直射日光に当てるだけで、ビタミンDが合成されると考えられています。また、この程度の紫外線では、皮膚癌の心配はほとんどないとされています。

一方、食べものですが、ビタミンDに富む食品はあまり多くありません。サケ

骨粗しょう症の予防に必要な3つの要素

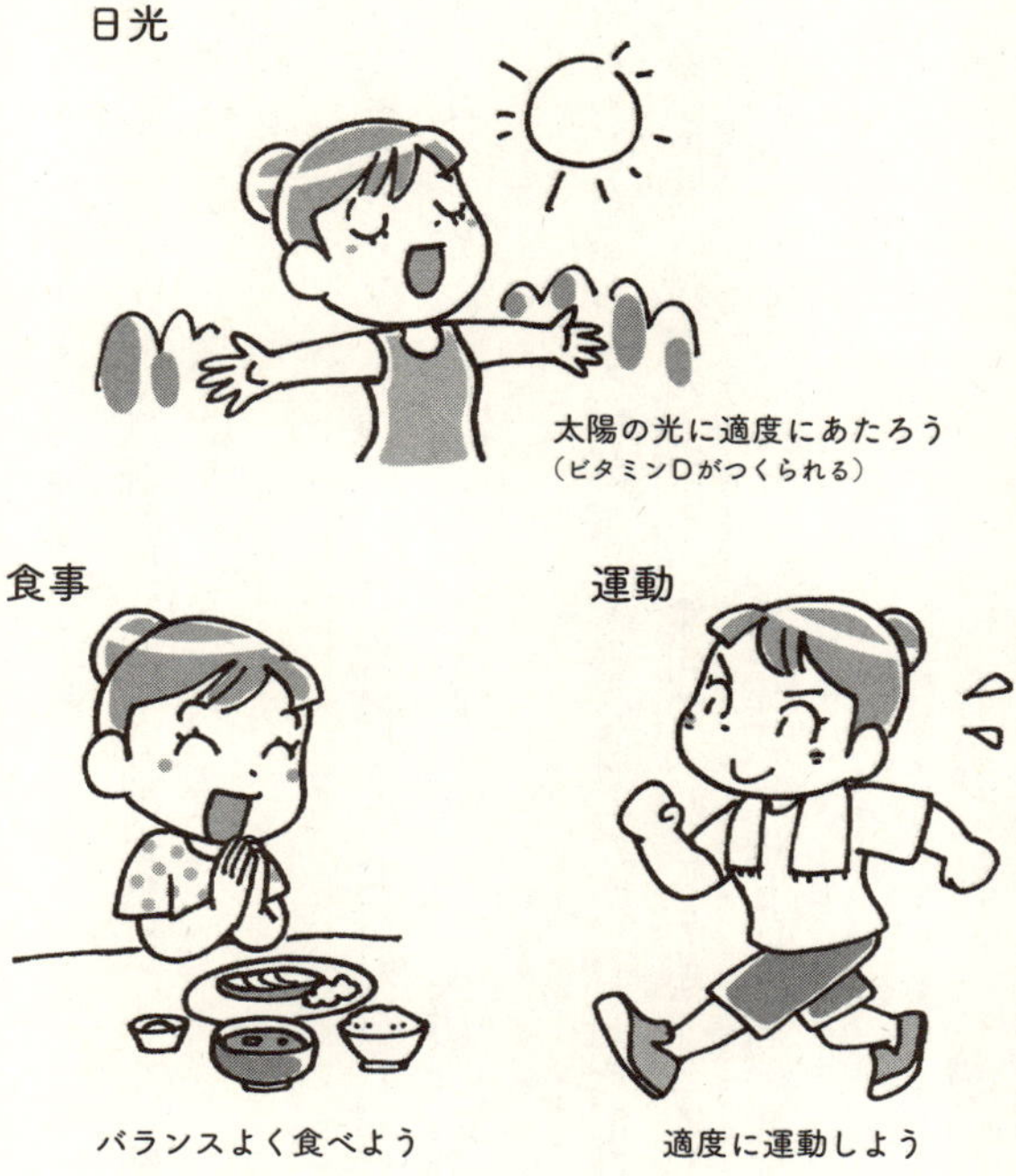
日光
太陽の光に適度にあたろう
（ビタミンDがつくられる）
食事
バランスよく食べよう
運動
適度に運動しよう

などの魚類、アヒルの肝臓、キクラゲなど限られています。食べ物だけで、ビタミンDを充足させるのはかなり困難です。

日照の少ない北欧の人々が、伝統的にサケや肝油を食べ、少ない晴れた日に戸外で日光浴をするのは、生活の知恵なのです

《「食べる」を意識しよう》の項で、「身体は口から食べたものだけでできている」ことを書きましたが、実は「日光」も私たちにとって大切な「栄養素」なのですね。

《日常生活をもっと意識しよう》の項でも書きましたが、日光を浴びることでセロトニンの分泌が促進されるので、うつ傾向の人にとっても、とても有効です。あなたにも、ぜひお日様と仲よくする生活を送ってほしいと思います。

㉕「言霊（ことだま）」を大切にする

古来、言葉には霊的な力が宿るとされてきました。もっと言葉の持つパワーを信じてみましょう。「ありがとう」はあなたの身体をきっと元気にしてくれます。

言葉の海では、３匹の魚が泳いでいるといいます。それは「タイ」と「タラ」と「マス」です。その中でいちばんいい魚はどれでしょうか？

答えは「マス」です。

「私はお金持ちになりタイ」と願いを口にしているだけでは、ほんとうの幸せを手に入れることはできません。「私に運があっタラ」と夢想しているばかりでは、何ひとつ実現することはできません。やっぱり、「私は幸せになりマス」と、主体性を持って口にすることが大切だ、というわけです。

日本は古くから言霊の国といわれ、言葉には霊的な力が宿るとされてきました。私もその通りだと思います。言葉は目標を実現するうえで、大きなパワーとなってくれるのです。「～タイ」「～タラ」と言っているより、「～マス」と口にしたほうが、自分の意思も明確になり、その目標に向かって行動していく元気が出てくるはずです。

また、最近の脳科学の研究によると、「脳は主語を認識できないという性質を持っている」そうです。主語を理解できないので、自分が発した言葉のすべてを「自分のこと」としてとらえてしまうというのです。

いったいどういうことなのでしょうか？

人間の脳は、進化のかなり早い段階で完成した「古い脳」と、後に完成した「新しい脳」で構成されています。

そのうち、「新しい脳」は、人間特有の高度な精神活動を担当しており、自己と他者の区別ができるので、会話の主語・述語を認識できます。

しかし、感情をつかさどる「古い脳」は、まず周囲から入ってくる情報をすべてうのみにしてしまう……つまり、自分も他者も一体のものとしてとらえてしまうらしいのです。

その結果、たとえば、他人の悪口を言っていると、なんだか気分がめいってきます。悪口のイメージが自分に跳ね返って自己嫌悪に陥ってしまうのです。逆に、他人のことをほめてあげていると、だんだん自分の気分もよくなり、なんとなくうれしくなってきます。

そうした脳の働きがあるからこそ、私たちは動物には見られない複雑な文明社会を構築し、人を思いやり、共感して生きていけるのですね。

ですから、自らが発する言葉が大切です。「あの人バカよね」とか「イヤな人よね」なんて口にしていると、感情をつかさどる「古い脳」は、まるで自分のことを言われているように受け止めてしまいます。そして、知らず知らずのうちに自分の気持ちも暗くなり、落ち込んでいってしまうのです。

それより、もっと「ありがとう」という言葉を口にするように心がけませんか。コンビニでお買い物をしてお釣りをもらったら「ありがとう」、レストランでお水を持ってきてもらったら「ありがとう」、子どもがお手伝いをしてくれたら「ありがとう」、そして1日の最後には、自分に向かって「ありがとう」……そうやっていい言葉を積み重ねていくことで、気分は前向きになり、身体も健康になっていくのです。

私は、毎日必ず「ありがとう」を10回以上言うようにしています。

回数が問題ではありませんが、「10回口にする」ように意識すると、いろいろな場面で「ありがとう」を言いたくなります。

このステキな言葉をしっかり脳に伝えるために、「心で思っている」だけではダメですよ！　はっきりと言葉にして、脳に伝えてくださいね。

㉖日々の「ときめき」を書き残す

あなたは「ときめき」を感じながら毎日を過ごしていますか？　自分が健康になり、気持ちが前向きになってくると、すべてが楽しく感じられるようになりますよ！

あなたは、自分自身の人生にときめきを感じていますか？

私は、いつもときめきたいと思っていますし、とくに白衣を脱ぎ捨てて、「薬を使わない薬剤師」を目指すようになってからは、いつもワクワク、ドキドキしています。

ウォーキングをはじめたら、すぐに効果が現れてきました。そうすると、「わあ、明日、自分はどう変わるんだろう」と楽しみになってきました。

栄養学をいろいろ勉強しながら、身体にいい食事って何？　と探究しはじめたら、「今度はあれをつくってみよう」と新しいアイデアもどんどんわいてくるようになりました。

また、自分の健康度が上がり、気持ちが前向きになってくると、「明日、どんな人と会えるんだろう」と、寝ることや起きることさえ、楽しく感じるようになりました。

私はよく言います。「みんな、風を感じて歩こうよ」って――。

歩くことで、あなたのまわりには必ず風が起こっています。でも、それを感じようとしていないだけ。風を感じて歩いているとき、あなたは、とってもいきいきしているはずです。その日の天候や季節によって、風はどんどん変わっていきます。強い風、優しい風、冷たい風、熱い風……自分の歩くスピードによっても、風は変化します。また、時間帯によって色や匂いもさまざまです。

以前、いつもの頭痛と肩こりに悩まされていたころの私は、そんなことに気づくこともありませんでした。でもいまは確かに感じます。

ほんとうに特別なことでなくてもいいのです。あなたも、日々の生活でちょっと気がついたことや思いついたこと、ときめいたことをノートに書いたり、日記に残したりしてみませんか？　それを続けているうちに、ワクワク、ドキドキすることが、ひとつ、またひとつと増えていくはずです。

㉗「健康」に振り回されるのはやめよう

健康のためだと言って、苦しいことやつらいことを無理にやる必要はありません。「楽しいこと」「ワクワクすること」を積み重ねて本物の健康を手に入れましょう。

私は「みなさんに薬を使わずに健康になってもらいたい!!」という思いで、日々活動していますが、その半面、「健康に振り回されないで!!」という思いも強く持っています。

講演会などでお話しした後に、「先生、私のしていることはどうでしょう？　これはよいですか？　これはダメですか？」と、たくさんの質問をいただきます。そんなとき、私は「それをしていて楽しいですか？」とお聞きするようにしています。

「楽しい！　ワクワクする！」と感じられることなら、その人の免疫力を高めることになっていると思いますし、逆に「苦しい！　つらい！」と感じることは、どんなにいいことであってもあまり効果がないと思うからです。

たくさんの人が検査の結果ばかりを気にして、「これをしてはいけない」「あれを食べてはいけない」と決めごとをつくり、「病気にならないこと」を目的としています。

「先生、私、健康のためにこんなことをやってます」というけれど、楽しくもないのにやっているのでは、健康のために生きているようなものではないでしょうか。それは、ほんとうに健康に自分らしく生きることなのでしょうか。

1948年に設立されたWHO（世界保健機関）は、人間の健康を基本的人権のひとつとしてとらえ、憲章前文で次のように定義しています。

健康とは、身体的・精神的、および社会的に完全な幸福（ウェル・ビーイング）の状態をいうのであって、たんに病気あるいは虚弱でないことを意味するものではない――。

私もそのとおりだと思います。

また、そういう意味では、定期健診や人間ドックの結果は、単に「身体の状態」を表しているにすぎません。問題がなかったからといって、その人がほんとうに「完全な幸福」の状態にあるといえるでしょうか。

検査では何の問題もなく、何不自由なく生活していても、満ち足りず、むなしさを感じている人もいます。病気になってはじめて、「人のやさしさ」「健康のすばらしさ」に気がついたという人もいます。

どうやら、真の健康とは、数字などでは表すことができない、不思議なもののようですね。

おわりに

「薬を使わない薬剤師」として活動している中で色々な意見をいただきます。「薬剤師なのに薬を否定するとはけしからん！」ということもよく言われます。

私自身、薬が病気を治してくれると信じて薬剤師になりました。薬が患者さんを健康に導くと思って薬を出してきました。薬剤師ですから薬のすばらしさも知っています。しかし、薬に頼り過ぎてご自身の生活を省みず、結果的に症状を悪化させてしまう患者さんもたくさん見てきました。

私たちは風邪も高血圧もひとくちに「病気」と言いますが、病気は大きく3つに分けられます。「先天的」「急性」「慢性」というくくりです。

先天的な病気は特に、医療技術の進歩や新薬の開発によって命が助かったり、重症化を食い止めることができるようになったものも多くあります。

急性の場合も同じです。脳梗塞などの血栓の詰まりをすぐに解消したり、急な発作を抑えたりするときに、また事故ですぐに止血が必要といったときに、薬はおおいにその力を発揮します。また感染症にたいしても優れた薬が開発されています。つまり急に起きた症状を「抑える」作用がものを言うわけです。

しかし、慢性の病気の場合はどうでしょうか。確かに最高血圧が200を越してしまったというときに、薬は無意味だとはいいません。危険な状態を脱するために薬を飲むことが必要な場合もあります。しかし、薬によって危険な状態を脱したあと、薬を飲まなくてもすむように生活習慣を改めようと考える患者さんはどれくらいいらっしゃるでしょうか。薬を飲んで数値が安定したことに甘んじて、薬を飲み続ける生活を続けてしまうのではないでしょうか。

かつての私は、頸椎（けいつい）のズレからくる肩こりと頭痛に悩まされていました。医師にも、一生薬を飲み続けていくしかないと言われ、30年間、薬に頼りきりの生活でした。しかし、姿勢を正し、歩き方を変えることで一日17錠飲んでいた全ての薬を手放すことが出来たのです。そして私ははじめて自分の中にいる100人の名医の存在に気付くことができたのです。

私にもできたことです。みなさんにも必ずできます！　そんな思いで「薬を使わない薬剤師」として活動をしています。今では年間120回以上の講演をさせていただいていますが、今でも必ずしていることがあります。それは、講演会の話が終わり、最後に頭を下げるとき、「どうか、自分の中の名医に気づき、みなさんのお薬が一つでも減りますように」と心の中で祈ること。

そして、講演や書籍によって「先生に出会って人生が変わりました」「先生のおかげで、また自分の足で歩くことができました」と言って下さるみなさんの言葉と笑顔が私の背中を押してくれます。

本文でもご紹介しましたが、私が理事長を務める一般社団法人国際感食協会では、感謝して感動して五感で美味しく食べる「感食」、歩く量ではなく質を変えて楽しく歩く「ハッピーウォーク」そして身体の中の筋肉を育てるためのエクササイズ「ベジタサイズ」をお伝えしています。国際感食協会ではこれらを私たちと一緒に広めてくれるインストラクターを養成しています。ご興味のある方はホームページからお問合せください。ご自身の身体も整えながら、毎日を楽しく過ごすコツを多くの方に伝えていきましょう。

また心と身体の大掃除をするために、定期的に断食合宿もしています。3日間の酵素ジュースを使ってのファスティングで、ご自身に起こる心身の変化を体感し、楽しんでください。

私たちは健康のために生きているのではありません。人生を楽しむために生きています。健康は人生を楽しむための手段です。美味しく食べて笑顔で歩いてどんどん健康になりましょう。

最後まで読んで下さってありがとうございます。この本を手に取ってくださった方が身体の声に耳を傾け、生活習慣を少し変えて、薬に頼らない楽しい日々を過ごされることを心から願ってペンを置きます。

平成28年1月

宇多川　久美子

著者紹介

宇多川久美子（うだがわ　くみこ）

1959年千葉県生まれ。明治薬科大学卒業。一般社団法人国際感食協会理事、（有）ユアケー代表取締役、薬剤師・栄養学博士（米AHCN大学）、NPO法人統合医学健康増進会理事。

医療の現場に身を置きながら、薬漬けの治療法に疑問を感じ、「薬を使わない薬剤師」を目指す。現在は自らの経験と栄養学・食事療法などの豊富な知識を活かし、感じて食べる「感食」・楽しく歩く「ハッピーウォーク」を中心に、薬に頼らない健康法を多くの人々に伝えている。

主な著書に『薬を使わない薬剤師の「やめる」健康法』（光文社新書）、『薬剤師は薬を飲まない』（廣済堂出版）、『薬が病気をつくる』（あさ出版）、『薬を使わない薬剤師の 断薬セラピー 薬をやめれば、病気は治る』（WAVE出版）がある。

一般社団法人国際感食協会　http://kanshoku.org/

本書は、2013年９月に中経出版より発刊された『薬剤師の私が実践する 薬に頼らず健康に暮らす27の習慣』を改題し、再編集したものである。

PHP文庫　薬で病気は治らない
薬を使わない薬剤師が実践する27の健康法

2016年2月15日　第1版第1刷

著　者　宇多川久美子
発行者　小林成彦
発行所　株式会社PHP研究所
東京本部　〒135-8137 江東区豊洲5-6-52
文庫出版部　☎03-3520-9617(編集)
普及一部　☎03-3520-9630(販売)
京都本部　〒601-8411 京都市南区西九条北ノ内町11
PHP INTERFACE　http://www.php.co.jp/
組　版　朝日メディアインターナショナル株式会社
印刷所
製本所　共同印刷株式会社

ISBN978-4-569-76486-3